RECTOSCOPIE
SIGMOÏDOSCOPIE

PAR

le Dr R. BENSAUDE

MÉDECIN DE L'HÔPITAL SAINT-ANTOINE

AVEC 33 FIGURES DANS LE TEXTE, 55 FIGURES HORS TEXTE EN NOIR ET EN COULEURS

MASSON ET Cᴵᴱ, ÉDITEURS
LIBRAIRES DE L'ACADÉMIE DE MÉDECINE
120, Boulevard Saint - Germain, Paris (VIᵉ)
1919

AVANT-PROPOS

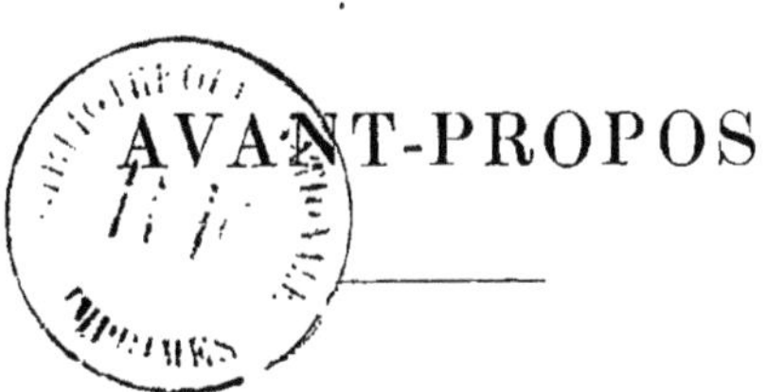

On peut s'étonner que depuis Hippocrate jusqu'à l'époque contemporaine les méthodes d'examen de la partie terminale de l'intestin n'aient subi pour ainsi dire aucune modification ; mais il n'est pas moins surprenant que l'endoscopie recto-colique, malgré les progrès qu'elle a réalisés, soit trop souvent encore considérée comme un procédé d'exception, et que sa pratique soit seulement connue par ouï-dire de bon nombre de médecins.

L'importance de l'endoscopie recto-colique s'explique par le fait qu'elle permet non seulement d'examiner le rectum, mais encore d'explorer la partie du gros intestin plus profondément située dans le bassin et par cela même inaccessible à la palpation abdominale, au doigt et au spéculum, le seul instrument dont on se soit servi pendant des siècles. Pour comprendre toute l'étendue des progrès dont on est redevable à l'endoscopie, il suffit d'ailleurs de comparer le champ visuel du spéculum avec celui de l'endoscope : d'une part, une aire d'observation restreinte, encombrée par des saillies et des plis de la muqueuse intestinale au milieu desquels on a la plus grande difficulté à s'orienter ; d'autre part, un intestin largement béant, dont les parois tendues se laissent facilement explorer et mettent en évidence les moindres lésions.

Le rectoscope est aussi indispensable à l'examen des segments inférieurs de l'intestin que l'est le laryngoscope pour celui des voies respiratoires supérieures et le cystoscope pour les voies urinaires. Depuis plus de dix ans, je m'attache à vulgariser en France l'emploi de cet instrument. Mon but est de montrer dans cet ouvrage tous les services que peut rendre cette méthode d'examen, de faciliter la tâche des médecins qui voudraient la pratiquer eux-mêmes, et enfin de faire profiter de mon expérience personnelle les spécialistes qui ont déjà utilisé le recto-sigmoïdoscope.

Il ne m'aurait pas été possible de mettre mon projet à exécution sans le concours précieux de MM. Masson et Cⁱᵉ et celui de M. Frantz : les premiers n'ont pas craint d'entreprendre la publication de cet ouvrage malgré les difficultés créées par la guerre, le second a consacré sans réserve son temps et son talent à l'exécution des aquarelles, afin de rendre aussi fidèlement que possible l'impression que donnent *de visu* les images endoscopiques.

HISTORIQUE

C'est à un Français, Désormeaux, chirurgien des hôpitaux de Paris, que revient le mérite d'avoir, pour la première fois (1853), utilisé dans l'examen du rectum un tube métallique droit de 14 centimètres de longueur, muni d'un éclairage spécial (fig. 1). Il se servait d'une lumière réfléchie à l'aide d'un miroir et utilisait comme source d'éclairage un mélange d'alcool et d'essence de térébenthine; il n'avait renoncé à l'é-lectricité qu'à cause de son prix élevé qui eût, dit-il, doublé le prix de l'appareil. Ce tube, que son auteur destinait à examiner non seulement le rectum, mais encore l'urètre, la vessie et l'uté-rus, encourait le reproche de ne pas convenir exactement à chacun de ces organes. Désormeaux donna à son instrument le nom d'endoscope et montra qu'il permettait d'atteindre dans le rectum des lésions hors de la portée du doigt et du spéculum. La renommée de son appareil fut telle que le professeur Kussmaul envoya à Paris un de ses assistants pour en étudier le fonctionnement et en fit acheter un pour l'Université de Fribourg. Mais l'appareil de Désormeaux

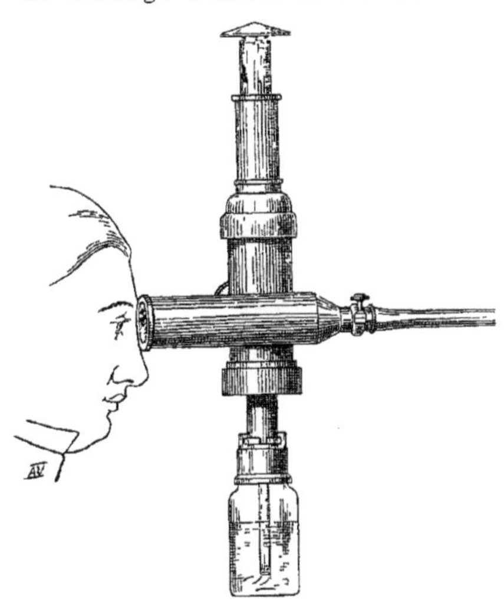

Fig. 1. — Endoscope de Désormeaux.

ne tarda pas .à être abandonné et tomba si bien dans l'oubli que le nom même de son auteur ne se trouve mentionné dans aucun ouvrage ou article sur la rectoscopie. Avant comme après Désormeaux, les médecins continuèrent à se servir de divers instruments construits sur le modèle des spéculums utérins, rappelant ceux qu'on avait déjà trouvés dans les fouilles de Pompéi.

Si Désormeaux avait adopté un tube de plus large calibre pour l'examen du rectum, la rectoscopie se fût imposée dès cette époque (1853). Il fallut attendre jusqu'en 1895 pour voir la rectoscopie entrer réellement dans la pratique. A ce moment, Kelly (de Baltimore) montra qu'un tube rectiligne peut servir à explorer à la fois le rectum et l'S iliaque malgré les courbures de celui-ci, et qu'il n'est pas nécessaire d'utiliser un instrument articulé comme

le tube flexible qu'avait proposé Bodenhamer en 1863. Kelly rendit à l'endoscopie recto-colique le même service que Miculicz à l'œsophagoscopie, pour
laquelle on avait d'abord essayé des instruments flexibles ; ces deux modes
d'exploration ne devinrent pratiques que le jour où furent adoptés des instruments droits et rigides. C'est encore aux Américains que nous sommes rede-
vables de la position genu-pectorale (Otis, Kelly), de l'insufflation (Pen-
nington, Laws et Tuttle) et de l'emploi de l'éclairage électrique interne
(Laws, Tuttle). Parmi les auteurs américains plus récents, citons Beach, Bassler,
Axtell, Gant, Lynch, M. Whorter.

En Allemagne, Schreiber (1903), Ewald, Rosenheim, Schilling, Kelen,
Helber, Strauss, Fleischer, von Aldor, Albu, etc., ont écrit sur la sigmoïdoscopie, mais ce sont surtout les travaux de Strauss (1905-1910) et l'appareil très
pratique qu'il fit construire qui ont le plus contribué à répandre cette méthode
d'examen. Mummery (de Londres) (1906) vulgarisa en Grande-Bretagne la
rectoscopie en écrivant un petit manuel excessivement clair. En Autriche,
Foges a préconisé un rectoscope à éclairage externe et insisté sur les avantages de l'examen dans le décubitus dorsal et latéral avec siège élevé. Citons
encore les articles de Sahli (de Berne) et de Bonorino Udaondo (de Buenos-
Ayres).

MM. Quénu et Duval (1898) furent les premiers, en France, à employer
la sigmoïdoscopie, puis vinrent les recherches du professeur Hartmann et de
son élève Okinczyc (Thèse de Paris, 1907). Peu de temps après (mai 1907),
je publiai mon premier travail sur la rectoscopie, en collaboration avec
M. Lion, puis une série de mémoires, seul ou en collaboration avec mes élèves.
Les auteurs qui, en France, se sont encore occupés de cette question, sont
surtout MM. Luys, Abrand, Mathieu, Friedel, Carle et Froussard ; citons
aussi l'article de MM. P. Delbet et Bréchot, paru dans le *Nouveau traité de
chirurgie* (1916).

L'endoscopie recto-colique, telle que nous la pratiquons aujourd'hui, en
Europe, est donc entièrement due aux travaux des auteurs américains. Et
le sort de ce procédé d'exploration, inauguré par Désormeaux, peut être
comparé à celui du tubage qui, né en France avec les recherches de Bouchut,
y a été complètement oublié jusqu'au jour où il nous revint d'Amérique avec
les instruments perfectionnés d'O'Dwyer.

INSTRUMENTS

I. **Endoscope**. — Les divers modèles de rectoscope actuellement en usage ne se distinguent les uns des autres que par de légères modifications. Comme tout endoscope, le rectoscope se compose de trois parties : un tube, un mandrin obturateur et un appareil d'éclairage.

1º Le *tube* présente une longueur et une largeur différentes suivant le segment du gros intestin auquel il est destiné. D'une façon générale, il faut disposer de trois sortes de tubes : un endoscope sigmoïdien, un rectal et un anal. Le sigmoïdoscope mesure 35 centimètres de long et 20 millimètres de large. Le rectoscope (ou mieux le proctoscope) mesure 10 centimètres de long et a la même largeur que le précédent. L'endoscope anal mesure 6 centimètres de long et 25 millimètres de large. Ces tubes sont absolument ronds, l'extrémité en est mousse, non coupante. Ils portent extérieurement une graduation en centimètres, et sont munis d'une tubulure latérale qui permet d'insuffler de l'air dans l'intestin.

En plus de ces trois types de tubes il est nécessaire aussi d'avoir un tube d'un calibre plus large (25 millimètres de diamètre), pour les interventions chirurgicales, et des tubes de calibres plus réduits pour l'examen des enfants ou pour les intestins rétrécis qui ne laissent pas passer les tubes habituels.

On peut adapter au rectoscope un manche qui permet de le tenir, mais cette adjonction n'est vraiment utile que lorsqu'il s'agit de tubes courts devant être enfoncés jusqu'à la garde.

2º Le *mandrin obturateur* varie en raison directe de la longueur et de la largeur du tube : il sert à faciliter l'introduction de celui-ci en fermant momentanément son extrémité distale. Il faut empêcher que la muqueuse rectale ne soit aspirée quand on sort le mandrin de son tube ; à cet effet, tout mandrin porte à son extrémité une rainure qui permet à l'air extérieur de pénétrer dans l'intestin au fur et à mesure qu'on retire le mandrin.

3º L'*appareil d'éclairage* peut être placé au voisinage immédiat de la partie à examiner ou à une certaine distance de celle-ci. Ces deux systèmes ont leurs avantages et leurs inconvénients ; on reproche au premier d'éclairer trop brillamment la paroi intestinale et à l'autre de donner au contraire une lumière insuffisante. En réalité, dans les cas faciles, on obtient un bon résultat, avec l'un ou l'autre mode d'éclairage, mais, quand il se présente des difficultés pour le diagnostic, il est nécessaire d'avoir recours aux deux.

Le mode d'éclairage le plus fréquemment adopté est l'*éclairage immédiat* (voir fig. 2); il s'obtient à l'aide d'une petite lampe électrique (2 à 4 volts) portée par une longue tige qui permet de l'introduire dans le tube et de la

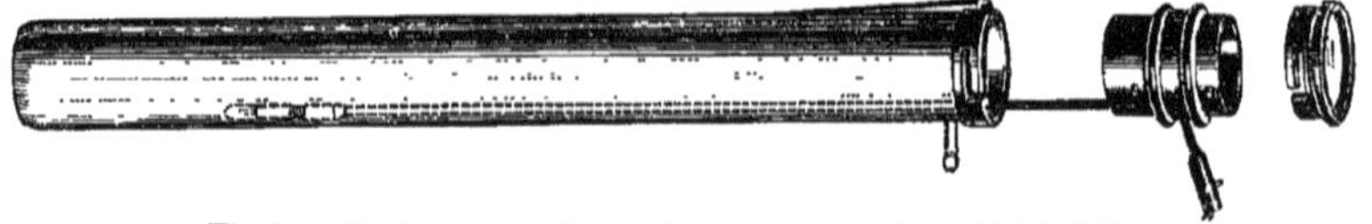

Fig. 2. — Rectoscope à éclairage interne et immédiat. (Cliché Collin.)

placer au contact de la partie à examiner. L'appareil que j'utilise rappelle celui de Strauss que j'ai simplifié en supprimant le plus de contacts possible et en raccourcissant l'anneau porte-tige. Certains rectoscopes, même récemment construits, ont un anneau porte-tige de plusieurs centimètres de longueur, ce qui a l'inconvénient d'éloigner d'autant l'objet à examiner de l'œil de l'observateur.

L'*éclairage à distance* se réalise de deux façons : soit en plaçant à l'entrée même du tube une lampe électrique assez forte pour projeter sa clarté jusqu'à l'extrémité du rectoscope, soit en se servant d'une lampe placée hors du tube, et munie d'un appareil réflecteur. J'ai réalisé le premier de ces systèmes (voir fig. 3) à l'aide d'une lampe de 4 volts, portée par une tige placée excentriquement, de façon qu'en imprimant un mouvement de rotation à cette tige, on peut faire tourner la lampe qui vient alors se loger dans une tubulure latérale adaptée à l'extérieur du rectoscope ; cette disposition permet de dégager la lumière du tube au moment du nettoyage. Pour le second système (voir fig. 4), je me suis inspiré des plus récentes modifications apportées à l'œsophagoscope par Brunnings, qui se sert d'une grosse lampe de 8 volts, dont la lumière est réfléchie à l'aide d'un miroir fendu placé à 45°. Dans le dispositif que j'ai adopté, j'emploie un miroir percé au centre, dont la partie moyenne peut être enlevée, de façon à obtenir un miroir fendu ; ce dispositif a l'avantage

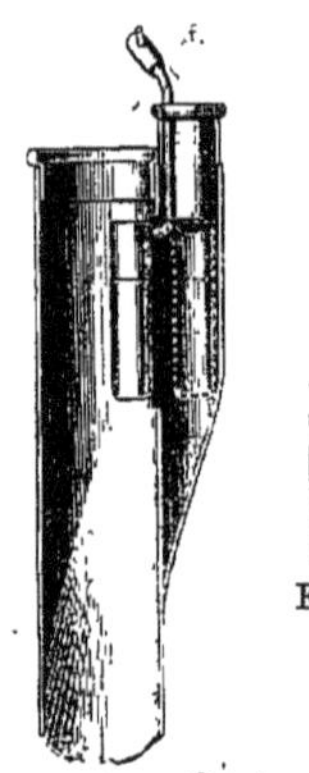

Fig. 3 A. — Éclairage à distance avec la lampe placée à l'intérieur du tube. (Cliché Collin.)

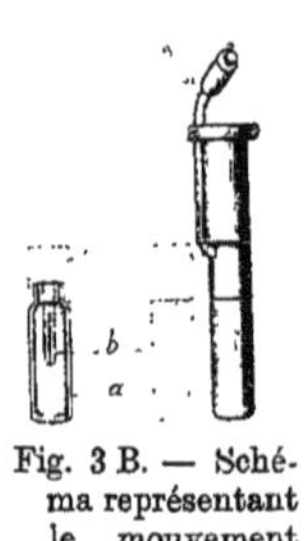

Fig. 3 B. — Schéma représentant le mouvement de rotation au moyen duquel on fait passer la lampe de la tubulure latérale dans le rectoscope. (Cliché Collin.)

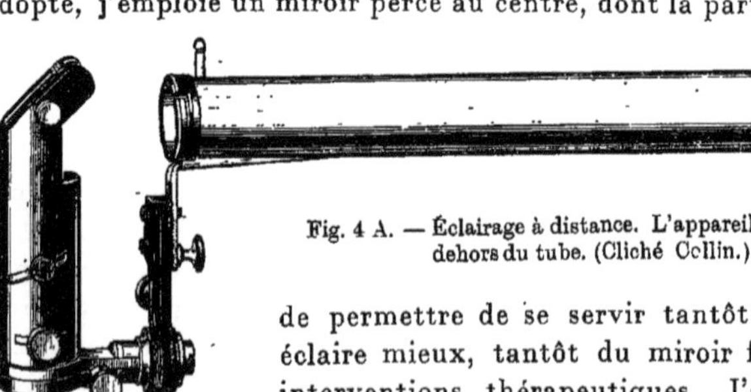

Fig. 4 A. — Éclairage à distance. L'appareil est placé en dehors du tube. (Cliché Collin.)

de permettre de se servir tantôt du miroir plein, qui éclaire mieux, tantôt du miroir fendu, qui facilite les interventions thérapeutiques. J'ai aussi remplacé le manche de Brunnings par une lame plate, qui glisse dans une coulisse placée à l'extérieur du tube ; ce mode de fixation me paraît préférable au manche qui gêne les mouvements.

Il vaut mieux employer l'éclairage externe pour examiner la région sphinctérienne ; on évite ainsi au malade le contact désagréable de l'extrémité échauffée du tube. Il en est de même lorsqu'on pratique une biopsie ou une intervention thérapeutique, où le tube doit être aussi dégagé que possible, de façon à faciliter la manœuvre des instruments.

II. **Sources de lumière**. — L'électricité nécessaire pour l'allumage des lampes peut être fournie par plusieurs sources : courant de la ville, pile sèche, accumulateurs.

C'est le courant de la ville qui constitue la source d'électricité la plus pratique à utiliser. On abaisse sa tension à l'aide d'un rhéostat ou d'un transformateur, ce qui rend

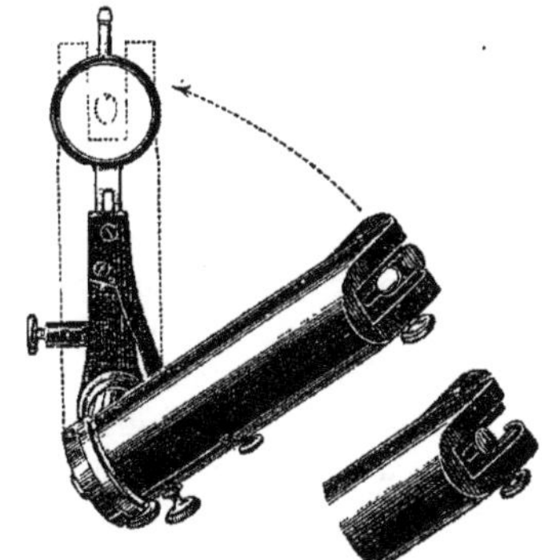

Fig. 4 B. — Mouvement rotatif de l'appareil dégageant l'orifice du tube. (Cliché Collin.)

Fig. 4 C. — Le miroir qui, dans la figure précédente, est percé au centre, est ici transformé en miroir fendu (Cliché Collin.)

son usage possible même pour des lampes d'un faible voltage. Il existe dans le commerce des réducteurs de potentiel portatifs permettant l'utilisation de n'importe quelle variété de courants ; il suffit de les brancher sur une prise de courant ou sur la douille d'une lampe électrique ordinaire.

Quand on n'a pas à sa disposition le courant de la ville, les piles sèches sont d'un usage très pratique : elles sont légères, d'un volume réduit et d'un prix modique. Leur voltage est faible (2 à 4 volts), mais on peut les coupler et obtenir l'incandescence voulue.

Les accumulateurs ont l'avantage de pouvoir être utilisés pour des lampes de 3 à 4 volts ou même de 8 volts, mais leur poids les rend difficilement transportables ; de plus, il faut les recharger de temps à autre.

III. **Instruments accessoires**. — A côté du rectoscope, d'autres instruments sont nécessaires pour pratiquer l'examen rectoscopique. Les plus importants sont : 1° des tiges métalliques porte-tampons qu'on peut

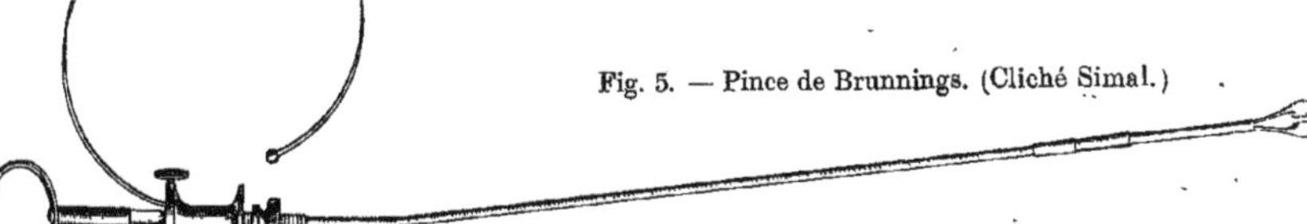

Fig. 5. — Pince de Brunnings. (Cliché Simal.)

remplacer avantageusement par des tiges d'osier, longues d'environ 50 centimètres, dont l'une des extrémités sera garnie d'un tampon de coton en forme de cône ; 2° de petites éponges du diamètre d'une noix, montées sur pinces longues, et destinées à débarrasser l'intestin des liquides qui peuvent le remplir ; 3º une soufflerie de thermocautère, qu'on applique à la tubulure latérale du rectoscope et qu'on utilise chaque fois qu'on a besoin de déplisser la paroi intestinale ; 4º des pinces à mors qui serviront éventuellement à saisir les tampons ou débris de coton qui pourraient se détacher ; 5º la pince à biopsie de Brunnings (voir fig. 5), dont le maniement est particulièrement commode à cause du peu de volume qu'elle occupe, de sa légèreté, de sa souplesse et surtout parce que les mors en sont très tranchants ; 6º une loupe que l'on adapte à l'extrémité du rectoscope (Luys, Ringleb) ; elle permet de distinguer les moindres détails et facilite au dessinateur leur reproduction.

D'autre part, il est indispensable d'avoir à sa disposition deux tables, l'une destinée à placer le malade, l'autre à recevoir tous les objets nécessaires à l'examen. La table sur laquelle on place le malade peut être une table ordinaire, garnie d'un coussin à l'endroit où reposent les genoux du patient. Les tables d'opération, munies d'une pédale qui permet de les élever ou de les abaisser, suivant les besoins de l'examen, sont particulièrement commodes, surtout quand on a, comme à l'hôpital, beaucoup de rectoscopies à faire successivement. Lorsqu'on pratique une rectoscopie en ville, on peut se contenter d'un lit ou d'une chaise longue. Sur la seconde table (voir fig. 9), placée à droite de l'opérateur, on met la source de lumière, un bocal qui contient les instruments longs et les bâtonnets, une solution de cocaïne à 2 p. 100, un tampon monté sur pince à forcipressure, un verre contenant de l'huile destinée à lubrifier le doigt de l'opérateur et le rectoscope. A portée de la main, doit être un seau où seront déposés les bâtonnets et les instruments salis.

En outre, le médecin doit se munir de gants en caoutchouc pour se protéger contre les déjections du malade : ils doivent être assez souples pour lui laisser toute la mobilité des doigts et surtout pour ne pas diminuer la finesse du toucher.

TECHNIQUE

Notions anatomiques.

L'examen endoscopique du rectum et de l'anse sigmoïde serait très facile si l'on avait devant soi un tube rectiligne et béant, mais la partie inférieure du gros intestin ne répond pas à ces desiderata. Aussi, pour guider l'instrument au cours de l'examen, est-il bon de connaître la conformation et la situation de la partie terminale de l'intestin dans la position où l'on examine le malade.

Le rectum n'est pas rectiligne (fig. 6). Lorsque le malade se trouve dans la position genu-pectorale, il présente une première portion périnéale de 2 à 3 centimètres, correspondant à l'ampoule rectale, dirigée horizontalement en avant, et une seconde portion pelvienne, dirigée en haut et en arrière, mesurant environ 9 centimètres. La morphologie de l'ampoule rectale est très variable d'un sujet à l'autre. Le toucher permet de se rendre compte, dans chaque cas, de la direction du rectum ; il est indispensable de le pratiquer avant chaque examen. L'union du

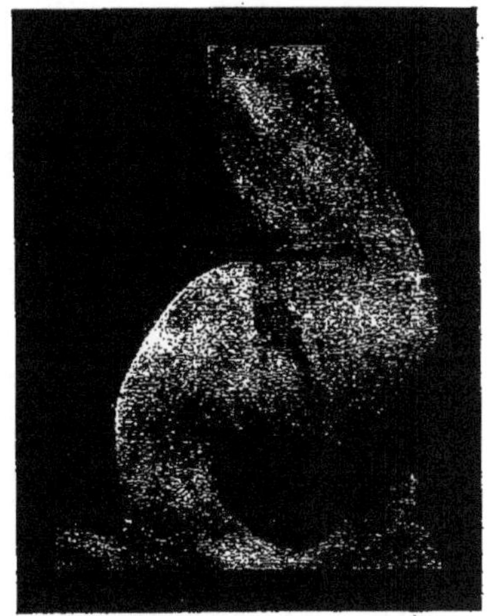

Fig. 6. — Moulage d'un rectum à courbures très accentuées. (Quénu et Hartmann.)

rectum et de l'anse sigmoïde se trouve à une distance de l'anus comprise entre 11 et 13 centimètres. La forme de l'anse peut schématiquement se comparer aux deux branches d'un V renversé. Dans aucun cas, l'endoscope ne peut dépasser le sommet du V, qui se trouve à une distance de 32 à 35 centimètres de l'anus. L'anse sigmoïde présente également des courbures multiples et variables d'un sujet à l'autre (fig. 7 et 8). Ces courbures dépendent de l'étendue du méso-côlon sigmoïdien.

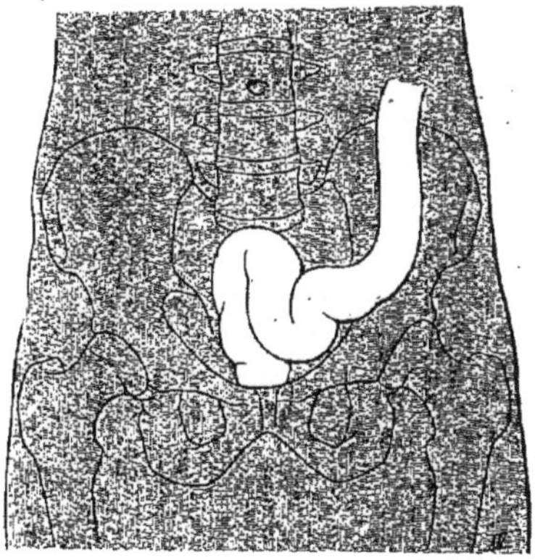

La paroi de l'intestin n'est pas absolument lisse. Immédiatement au-dessus du sphincter anal, se trouve une série de plis longitudinaux limitant entre eux

Fig. 7. — Anse sigmoïde (type le plus fréquent.)

des sortes de petits nids (loges rectales de Morgagni). Plus haut, se trouvent des plis transversaux, les valvules de Houston, en nombre variable ; généralement, on rencontre une valvule à droite, à 6 ou 7 centimètres de l'anus, et une seconde à gauche, à 8 centimètres; parfois, il existe trois, quatre et même cinq de ces valvules, disposées en diaphragme iris (fig. 18).

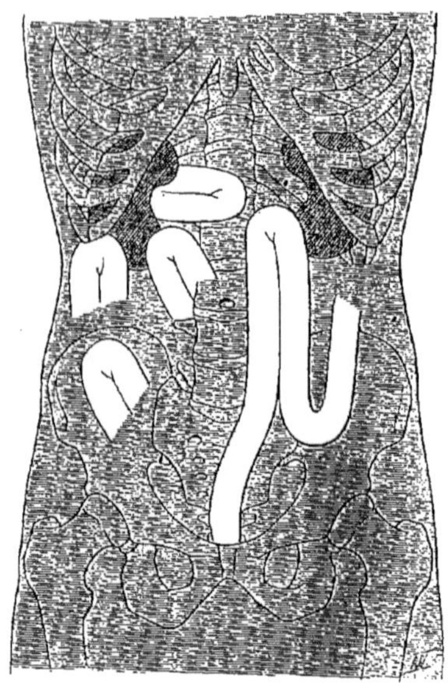

Fig. 8. — Anomalies de l'anse sigmoïde.

Habituellement, la jonction du rectum et du côlon pelvien est marquée par une valvule (fig. 16) et extérieurement par des fibres musculaires qui portent le nom de sphincter d'O'Beirne. A l'examen endoscopique, l'entrée de l'S iliaque ne se trouve pas exactement sur la ligne médiane, mais plus souvent à gauche qu'à droite de celle-ci. Les détails anatomiques de la jonction recto-sigmoïdienne ont d'autant plus d'importance que le point le plus difficile à franchir se trouve dans cette région. Les figures 4 à 8 de la pl. 1 reproduisent les images endoscopiques que l'on rencontre le plus fréquemment dans la région recto-sigmoïdienne.

Préparation du malade.

L'examen de la partie terminale de l'intestin ne peut avoir lieu que si celle-ci est vide de matières fécales. Les mesures à prendre pour nettoyer l'intestin diffèrent selon que le malade est constipé, diarrhéique ou a des évacuations normales. Chez les malades ayant des garde-robes normales, on réussit parfois l'examen sans avoir au préalable nettoyé l'intestin, mais le plus souvent on est obligé de leur faire prendre un lavement de trois quarts de litre d'eau, trois ou quatre heures avant l'examen. Si le malade est constipé, on lui administre un lavement la veille au soir et un autre trois ou quatre heures avant l'examen. Dans les cas de constipation rebelle, j'ai renoncé à l'emploi de grandes purges, qui ont souvent l'inconvénient de continuer à agir le lendemain ; mais je donne toujours la veille au matin, et quelquefois l'avant-veille, 5 à 10 grammes d'huile de ricin. Si le malade est diarrhéique, on lui administre, trois ou quatre heures avant l'examen, un petit lavement évacuateur et, lorsqu'il l'a rendu, on lui fait prendre par la bouche cinq gouttes de laudanum. Si la diarrhée est très tenace, on peut remplacer avantageusement le laudanum par une injection de morphine.

J'attire l'attention sur la nécessité de donner ce lavement évacuateur trois heures au moins avant l'examen. En effet, il arrive souvent que le malade, dans le but de mieux vider son rectum, s'administre un lavement trop peu de temps avant l'examen ; or la persistance du liquide est une gêne pour l'endoscopie.

Il est bon de faire uriner le malade avant de procéder à la rectoscopie.

Préparation du rectoscope.

A. *Vérification de l'éclairage.* — Au moment de pratiquer une rectoscopie, le médecin doit toujours et pour ainsi dire machinalement répéter les mêmes gestes.

Il doit s'assurer que le courant électrique donne bien à la lampe du rectoscope la lumière voulue; le courant ne doit être ni trop fort ni trop faible, afin d'éviter, dans le premier cas, de brûler la lampe et, dans le second, d'obtenir un éclairage insuffisant.

Si la lampe du rectoscope ne s'allume pas, il faut rechercher méthodiquement la cause du défaut d'incandescence. Supposons d'abord, par exemple, un défaut de fonctionnement de l'*éclairage interne.* 1º On s'assure que le courant existe et qu'il traverse les fils. Pour cela, il suffit de mettre sur la langue l'extrémité du fil qui s'adapte à la tige porte-lampe: si le courant passe, on éprouve au point de contact une sensation de picotement caractéristique; si le courant ne passe pas, on vérifie la connexion des fils avec les bornes du rhéostat, et quand celle-ci est parfaite on change le fil. 2º Si le fil est en bon état et que l'éclairage ne se produise pas, il faut démonter la *lampe* et la vérifier en mettant en contact les deux pôles libres du fil avec les deux pôles de la lampe. Cela se fait en appliquant un pôle du fil sur le pas de vis et en reliant l'autre au contact central de la lampe à l'aide d'une épingle ou autre conducteur métallique. Si la lampe ne s'allume pas, on en essaye une autre. Quand la lampe s'allume, on la remonte et l'on réajuste le fil à la tige porte-lampe. 3º Lorsque, une fois remontée, la lampe ne fonctionne pas encore, la cause doit en être recherchée dans les contacts de la lampe avec la tige. On regarde si la lampe n'est pas assez vissée ou si elle l'est trop ; on en gratte le bout pour le débarrasser des poussières qui pourraient l'encrasser et empêcher le contact. 4º Si, après cela, il y a encore un échec, la cause ne peut plus être imputée qu'à la tige elle-même. On essaye la conductibilité de la tige de la même façon qu'on a essayé la lampe, c'est-à-dire en mettant en contact les deux pôles libres du fil avec les deux pôles de la tige ; si elle est mauvaise, il faut en prendre une autre; quant à celle jugée défectueuse, seul le fabricant pourra la réparer.

Les défauts de fonctionnement de l'appareil à *éclairage externe* sont plus rares, les surfaces de contact étant plus larges et le nombre de pièces à assembler étant moindre que dans l'appareil à éclairage interne. Si toutefois l'éclairage externe vient à manquer, on procédera de la même façon et l'on vérifiera successivement le fil, la lampe et le dispositif qui la fixe au tube.

B. *Nettoyage et stérilisation des instruments.* — Le nettoyage du rectoscope doit être fait avec le plus grand soin; on le lave avec de l'eau chaude et du savon ; à l'intérieur, on passe un tampon de coton ou un linge, mais sans frotter, de façon à ne pas enlever le vernis qui noircit le tube. On le stérilise ensuite, en le faisant bouillir cinq minutes dans une poissonnière, après quoi on l'essuie avec un linge sec ; pour le séchage de l'intérieur, il est préférable de ne pas essuyer et de laisser l'eau s'évaporer d'elle-même. A l'hôpital, où j'ai à pratiquer beaucoup d'examens successifs, j'obtiens le refroidissement du tube en le plongeant dans une solution froide d'oxycyanure de mercure à 1 p. 4 000, qui, tout en étant antiseptique, a l'avantage de ne pas attaquer les instruments.

Les appareils à éclairage ne peuvent naturellement pas être stérilisés, mais ceci n'a pas d'importance, puisqu'ils n'entrent pas en contact avec le malade ; il suffit de les nettoyer à sec ou avec un linge imbibé d'alcool.

Position du malade.

La position du malade a une grande importance dans l'examen. La plus généralement employée est la position genu-pectorale (fig. 9), qui permet le déplissement des parois de l'intestin par l'arrivée de l'air. Pour éviter ce que cette position a de choquant pour les femmes, on les examine avec leur pantalon épinglé immédiatement au-dessous de la région anale.

On a recommandé aussi la position du malade dans le décubitus dorsal avec élévation du bassin (fig. 10) ou la position de Sims avec surélévation simultanée du bassin par des coussins en forme de coin, dont la partie la plus élevée correspond au bord de la table (fig. 11). Cette position est moins fatigante pour le malade ; elle convient dans les cas où l'examen est un peu prolongé ou chez les sujets affaiblis.

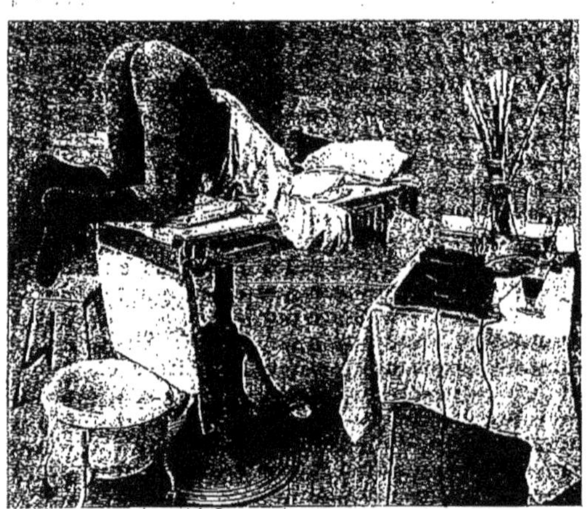

Fig. 9. — Position genu-pectorale. Disposition de la table et des objets nécessaires à l'examen.

Introduction de l'instrument.

Avant de pratiquer l'introduction du rectoscope, il est indispensable d'examiner avec soin la région anale. La simple inspection permet de reconnaître immédiatement des lésions eczémateuses chroniques, des condylomes, des lésions syphilitiques ou tuberculeuses, des hémorroïdes et surtout des fissures qui empêcheraient la pénétration de l'instrument. Le toucher rectal indique la direction du rectum, qui varie avec les sujets, et l'existence possible d'un obstacle pouvant s'opposer à la pénétration de l'instrument. Ce toucher rectal a encore l'avantage de bien lubrifier la région sphinctérienne. Les renseignements fournis par le toucher peuvent encore être complétés par l'emploi de la valve de Sims. Je me sers d'un modèle portant à son extrémité une petite lampe électrique. Cet examen peut être fait dans le décubitus dorsal, les jambes pliées, ou, mieux, dans le décubitus latéral.

Il n'est généralement pas nécessaire d'employer d'anesthésique local avant de pratiquer la rectoscopie ; cependant, cette précaution devient indispensable lorsqu'il y a des fissures anales ou dans les rectites. Dans le premier cas, on fera une anesthésie à l'aide d'un tampon d'ouate imbibé d'une solution de cocaïne à 2 p. 100 ; dans le second cas, il sera nécessaire d'injecter dans le rectum environ 20 centimètres cubes d'une solution de novocaïne à 2 p. 100.

Ces précautions prises, on chauffe légèrement le rectoscope en le plongeant dans l'eau chaude ou en le flambant. On l'enduit ensuite d'une couche d'huile de vaseline ; pour cela, on se sert d'un linge fin imbibé d'huile ; on évitera d'employer de la ouate, qui a l'inconvénient de toujours déposer des filaments.

Introduction. — L'introduction du rectoscope comprend elle-même deux temps : le premier temps nécessite l'usage du mandrin (fig. 12), le second se fait sans mandrin (fig. 13). L'instrument est introduit, muni de son mandrin, à travers la région sphinctérienne, et parcourt ainsi les 5 premiers centimètres ; il est très important de l'introduire en le poussant *doucement*. A 5 centimètres de l'anus, on enlève le mandrin et désormais le tube ne doit plus avancer que sous le contrôle de la vue.

Dans la position genu-pectorale, l'ampoule rectale étant béante, la progression est assez facile. Si le malade est couché dans le décubitus dorsal ou latéral, on doit adapter la soufflerie à la tubulure latérale du rectoscope, afin d'insuffler un peu d'air tout en poussant l'instrument

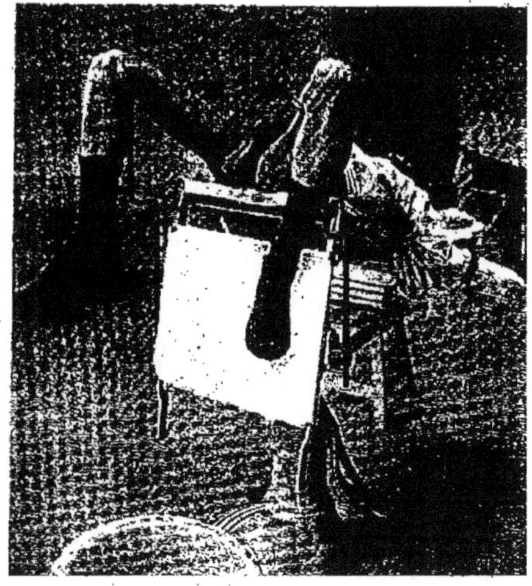

Fig. 10. — Position du malade dans le décubitus dorsal avec élévation du bassin.

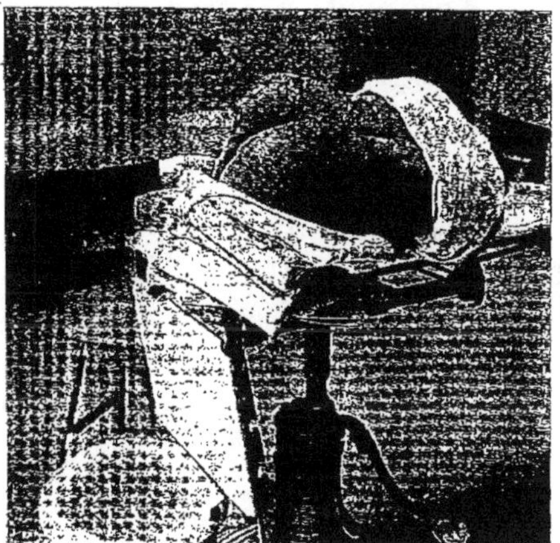

Fig. 11. — Position du malade dans le décubitus latéral avec surélévation du bassin.

dans la lumière de l'intestin devenue ainsi béante sur un petit parcours. Après avoir dépassé la région sphinctérienne, l'instrument est tenu horizon-

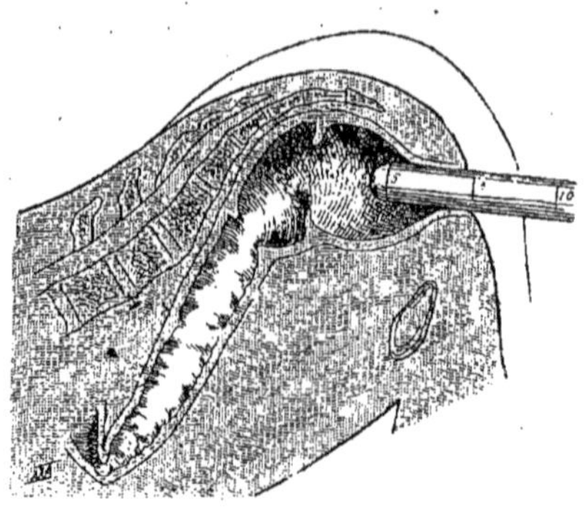

Fig. 12. — Introduction du rectoscope muni du mandrin.

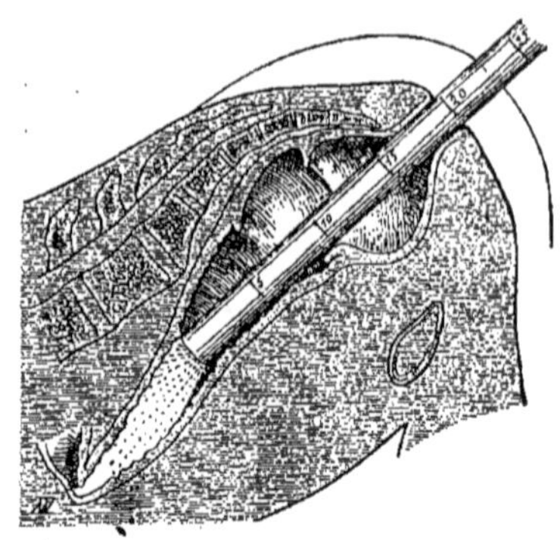

Fig. 13. — Introduction du rectoscope muni de l'appareil à éclairage.

talement, puis il est dirigé en haut et en arrière de façon à être enfoncé dans la direction de l'ampoule rectale. A 11 centimètres, le rectoscope doit être de nouveau placé horizontalement afin de chercher l'entrée de l'S iliaque (fig. 14).

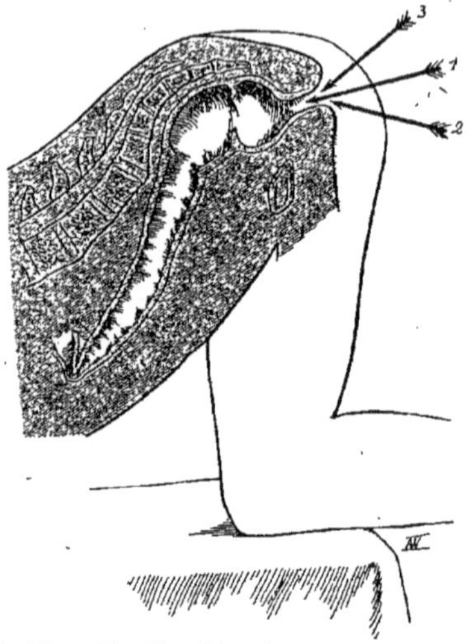

Si l'on examine le malade dans le décubitus latéral avec surélévation du bassin, il faut au contraire, pour pénétrer dans l'S iliaque, élever l'extrémité interne du tube en abaissant son extrémité externe.

L'entrée de l'S iliaque n'est pas médiane ; elle est plus souvent à gauche qu'à droite ; elle est tantôt munie, tantôt dépourvue d'une valvule. On imprime à l'instrument des mouvements dans le sens horizontal et même dans le sens vertical, jusqu'à ce qu'on réussisse à franchir cette entrée. Quelquefois, celle-ci apparaît spontanément. Le plus souvent, il faut, pour la trouver, retirer lentement le rectoscope tout en faisant respirer profondément le malade, afin de provoquer l'ouverture de

Fig. 14. — Directions à imprimer au rectoscope pendant son introduction.

l'orifice. Si l'on n'arrive pas de la sorte à voir l'entrée de l'S iliaque, il faut attendre que le rejet de matières, plus ou moins liquides, mélangées à des gaz, en indique le siège. En dernier ressort, on aura recours à l'insufflation.

Une fois qu'on a pénétré dans la branche descendante de l'S iliaque, on incline l'extrémité intrarectale du tube en avant et en bas et l'on continue à l'introduire, toujours sous le contrôle de la vue.

Arrivé au point de profondeur maximum qu'on a pu atteindre, on retire doucement l'instrument et on complète alors les renseignements recueillis pendant la pénétration dans l'intestin, cela d'autant mieux que l'on n'est plus préoccupé par les manœuvres d'introduction. Cette rectoscopie rétrograde a encore l'avantage de permettre l'examen de toute la région sphinctérienne qui, à l'aller, a été traversée par le tube muni du mandrin.

En résumé, la technique de l'endoscopie recto-colique, comme celle de toutes les endoscopies, est dominée par deux préceptes : 1° ne jamais employer de force ; 2° ne jamais pousser le tube que si l'on voit la lumière du conduit à examiner.

Nettoyage et insufflation.

Au cours de l'examen, on a souvent besoin d'avoir recours aux bâtonnets porte-tampon pour débarrasser le tube des matières fécales ou de l'eau qu'aurait pu laisser le lavement évacuateur. Lorsque la quantité de liquide est telle que la vision en est par trop gênée, au lieu des bâtonnets, on se sert des éponges montées sur pinces longues.

L'insufflation a pour but principal le déplissement des parois de l'intestin. Elle est indispensable lorsque le malade est placé dans le décubitus dorsal ou latéral, position dans laquelle la lumière intestinale tend à disparaître. Dans la position genu-pectorale, l'insufflation est souvent utile aussi pour aider à franchir certains passages difficiles et, en particulier, pour découvrir l'entrée de l'S iliaque. L'insufflation a encore d'autres avantages concomitants : elle permet de faire refluer les liquides encombrant l'intestin, de repousser la muqueuse invaginée dans les cas où la paroi intestinale est flasque, de mettre en évidence une tumeur, en effaçant les plis sous lesquels elle peut être dissimulée, et, enfin, d'apprécier l'état de mobilité de la muqueuse. A l'état normal, les plis de la muqueuse intestinale s'effacent rapidement sous l'influence d'une insufflation même légère, mais pour se reproduire aussitôt après ; au contraire, lorsque la paroi est infiltrée par des lésions inflammatoires ou néoplasiques, les plis disparaissent et se reproduisent beaucoup plus lentement, et le déplissement exige une insufflation plus forte.

La technique de l'insufflation est des plus simples : l'orifice extérieur du rectoscope étant fermé par une glace, on adapte la soufflerie d'un thermocautère et l'on insuffle une petite quantité d'air, de façon à rendre béante la lumière de l'intestin. Dès que le malade se plaint d'une sensation de gêne, de ballonnement, il faut cesser l'insufflation et enlever la glace obturatrice afin de laisser échapper l'excès d'air insufflé. La soufflerie ne doit pas être confiée à un aide, c'est l'opérateur lui-même qui doit faire l'insufflation, et toujours sous le contrôle de la vue.

Les débutants ont souvent tendance à abuser de l'insufflation. Malgré son incontestable utilité, elle ne doit être employée que lorsqu'elle est nettement indiquée, à cause de la gêne qu'elle occasionne souvent aux malades. Je n'y ai guère recours que deux fois sur dix examens.

Profondeur à laquelle peut pénétrer le rectoscope.
Sa situation par rapport à la paroi abdominale.

Le maximum de profondeur que l'on peut atteindre avec le rectoscope est subordonné, d'une part à l'habileté de l'opérateur, d'autre part à la conformation de l'S iliaque. Le maniement du rectoscope est comparable à celui du béniqué : il y a un tour de main à acquérir. Quant à l'examen de l'anse, il est d'autant plus facile que le méso-sigmoïdien est plus long. Il y a des cas où la brièveté de ce méso restreint beaucoup la pénétration de l'instrument ; d'autres, au contraire, où le sigmoïdoscope pénètre avec une grande aisance jusqu'à la garde, c'est-à-dire à 35 centimètres de l'anus. Dans ce dernier cas, on comprend qu'on puisse atteindre des lésions qui semblent se trouver en dehors de la sphère de l'endoscope, telle qu'une tumeur palpable à travers la paroi abdominale.

La mesure que donne la graduation du rectoscope n'est qu'approximative, car l'intestin se trouve dans une situation spéciale à cause de la position du patient pendant l'examen et, en outre, il peut, tel un doigt de gant, se tasser sur lui-même autour de l'instrument, ou au contraire se laisser tendre. Quand on n'est pas très expérimenté, il peut arriver qu'au lieu d'engager l'instrument dans la lumière de l'intestin, on refoule la paroi intestinale qui vient alors s'appliquer au-devant de l'orifice du tube et se tendre sur lui comme la peau d'un tambour.

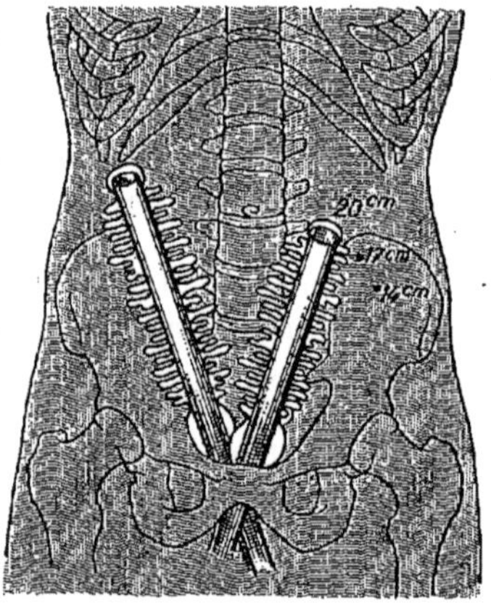

On s'explique, dans ces conditions, la discordance qui existe souvent, en ce qui concerne la distance où siège une lésion, entre les données fournies par le toucher ou la radioscopie, d'une part, et par la rectoscopie, d'autre part.

Pour déterminer la région où se trouve l'extrémité de l'instrument introduit à fond, on peut se servir de deux procédés : la radiographie, et le palper qui permet de sentir l'extrémité du tube à travers la paroi abdominale. La région atteinte varie d'un sujet à l'autre, ce qui tient à la multiplicité des dispositions anatomiques que peut présenter l'S iliaque. D'une façon générale, l'extrémité du tube, d'abord située à gauche de la ligne médiane, s'en rapproche et la dépasse à mesure que l'instrument pénètre plus profondément. Elle atteint souvent la région épigastrique et vient se placer près du bord antérieur du foie, sous les fausses côtes droites (voir fig. 15). Les procédés employés pour déterminer le siège de l'instrument ne sont pas exempts de causes d'erreurs,

Fig. 15. — Différentes directions que peut suivre le rectoscope et points maxima atteints par son extrémité.

dues, pour le palper, à la mobilité de la peau et, pour la radiographie, à la déformation inévitable causée par la projection de l'image. J'ai fait des examens dans la position genu-pectorale, c'est-à-dire dans une position très différente de celle où l'on a l'habitude d'observer les malades. Les différences dues à la position ne semblent cependant pas aussi notables qu'on pourrait le croire, si nous en jugeons par les résultats des examens faits par Foges dans la position dorsale, et par les quelques malades examinés par Schreiber dont on a pu faire ultérieurement l'autopsie. En somme, l'endoscopie recto-colique ne fait, dans ces cas-là, que confirmer la grande variabilité des dispositions anatomiques de l'S iliaque, variabilité dont on ne saurait méconnaître l'importance au cours des examens cliniques ou opératoires.

Indications et contre-indications.

On doit admettre en principe qu'aucun examen du segment inférieur du gros intestin n'est complet si l'on n'a pas pratiqué de procto-sigmoïdoscopie. En posant ainsi les indications de la rectoscopie et de la sigmoïdoscopie, il est certain qu'on sera amené à la pratiquer fréquemment sans résultat, de même qu'un examen des urines, du sang ou même l'endoscopie d'autres organes demeureront souvent négatifs. Ce qui distingue surtout la rectoscopie de certaines autres endoscopies, c'est qu'en général ce mode d'exploration n'est pas douloureux et ne présente aucun danger (1).

On y aura recours dans les circonstances suivantes : 1º chaque fois qu'un malade présentera des symptômes locaux en rapport avec une affection de la partie terminale du tube digestif, tels que : douleurs, ténesme, selles muqueuses, purulentes ou mélangées de sang; 2º lorsqu'il y aura perte de sang par l'anus; il ne faut pas commettre la faute d'attribuer toujours à des hémorroïdes les hémorragies; [d'ailleurs, les hémorroïdes peuvent coexister avec un cancer ou toute autre lésion de la muqueuse recto-colique]; 3º quand des troubles intestinaux chroniques (constipation, fausse diarrhée, douleurs) surviennent, vers la quarantaine, chez un sujet jusque-là bien portant ; 4º au cours d'une diarrhée chronique ne cédant pas aux traitements habituels ; 5º toutes les fois que l'état général du malade fait soupçonner un cancer sans que des symptômes précis en indiquent le siège ; 6º enfin chaque fois qu'on sera en présence d'une occlusion intestinale dont l'origine est obscure.

Les rares contre-indications à la rectoscopie sont les affections aiguës du rectum et de l'S iliaque : brûlures, inflammations, lésions aiguës du péritoine. L'âge et la cachexie ne constituent pas une contre-indication ; la seule précaution à prendre est d'examiner les vieillards et les cachectiques dans le décubitus latéral ou dorsal et non dans la position genu-pectorale habituelle.

(1) Plusieurs fois cependant on a eu à déplorer des accidents au cours de la rectoscopie : des cas de perforation ont été publiés par Schreiber (polypose intestinale opérée auparavant par voie rectale), par Sultan (catarrhe chronique du gros intestin), par Anschutz (malade présentant des symptômes de sténose rectale), par Gant, etc. Schmidt, cité par Delbet et Bréchot, aurait vu apparaître une frange épiploïque après avoir abaissé sans employer de force la poignée du rectoscope.

VALEUR DE L'ENDOSCOPIE COMPARÉE AUX AUTRES PROCÉDÉS D'EXPLORATION.

On aurait tort de croire que l'endoscopie procto-sigmoïdienne peut remplacer tous les autres procédés d'exploration. De ces procédés, le plus important est certainement le *toucher*. Pour tous les cancers accessibles au doigt (jusqu'à 8 à 10 centimètres au-dessus de l'anus), c'est lui qui permet d'en faire le diagnostic avec le plus de certitude ; il le permet même dans les cas où l'endoscopie seule pourrait parfois induire en erreur, par exemple dans certaines procto-sigmoïdites graves, dans des ulcérations dysentériques, tuberculeuses, etc., etc. Je citerai encore ces cancers de la partie postérieure du rectum, cachés dans la concavité du sacrum, qu'on peut aisément découvrir en faisant le toucher avec le doigt recourbé, mais qui passent facilement inaperçus au rectoscope parce qu'ils ne se trouvent pas situés sur le chemin parcouru habituellement par l'instrument. Autre exemple: le professeur Quénu me demanda de faire une rectoscopie chez un de ses malades auquel il avait extirpé un cancer trois ans auparavant; la muqueuse apparut partout intacte et le rectoscope autorisait à rejeter toute crainte de récidive ; mais, par contre, le toucher permit de sentir au-devant du sacrum un chapelet de ganglions.

Comme les autres procédés, cependant, le toucher est exposé à des causes d'erreur. Il peut laisser passer inaperçues des hémorroïdes internes que le rectoscope découvre avec la plus grande facilité. Friedrich cite deux cas de cancer du rectum remarquables par leur consistance molle et qu'au doigt on eût pu prendre pour de simples polypes. D'autre part, toute tumeur dure n'est pas forcément un cancer. J'ai déjà rappelé ailleurs l'histoire de ce malade de Schreiber qui, pour combattre la constipation, avait pris l'habitude de... priser par le rectum ; peu à peu cette habitude devint une passion et, pour ne pas perdre la moindre **parcelle** de tabac, il avait exercé sa muqueuse rectale à faire hernie au dehors et à aspirer les grains de tabac égarés; une inflammation intense en était résultée ainsi qu'une sorte d'ectropion de la muqueuse que, au rectoscope comme au toucher, on avait pris pour une tumeur.

La *sonde de Kahlmann* complète les renseignements fournis par le rectoscope, en permettant de délimiter l'étendue du cancer. Composée d'une tige métallique assez malléable pour pouvoir se plier aux courbures d'un rétrécissement intestinal, elle se termine par un bouton à bords mousses. En faisant glisser ce bouton le long de la paroi, on se rend très bien compte si celle-ci est lisse ou si elle offre des saillies.

L'*examen radiologique*, incapable de nous renseigner sur la nature d'une lésion intestinale, peut en indiquer le siège et donner des images caractéristiques d'une sténose procto-sigmoïdienne. Il arrive cependant qu'il laisse une lésion importante passer complètement inaperçue ou bien que l'interprétation des images exige l'aide d'un autre procédé d'examen, en particulier de la rectoscopie. L'un et l'autre de ces deux modes d'examen ont leurs avantages et leurs indications précises ; la rectoscopie a, en tous les cas, cette supériorité de pouvoir être effectuée aisément et sans entraîner une grande perte de temps. Une rectoscopie qui, par exemple, révèle l'existence d'une tumeur, établit le diagnostic d'une façon indiscutable ; elle l'emporte même sur une radioscopie positive, qui laisse toujours une place pour le doute. Suivant les cas, l'un ou l'autre de ces deux procédés d'examen permet d'apprécier l'étendue du néoplasme ; cet avantage est le plus souvent réservé à la radioscopie, car il est difficile au rectoscope de traverser entièrement une sténose néoplasique, encore faut-il pour cela qu'il soit de petit calibre.

La rectoscopie est-elle négative? Un cancer peut n'en pas moins exister dans la partie inférieure du segment terminal du gros intestin. On a vu tel néoplasme de la branche rectale de l'S iliaque n'être pas atteint par le rectoscope, bien que celui-ci ait pénétré de 25 centimètres, et être révélé, au contraire, par un lavement opaque qui montrait un obstacle situé **apparemment** plus près de l'anus : fait paradoxal en apparence sur lequel je me suis déjà expliqué plus haut. Inversement, j'ai vu deux fois des cancers de l'entrée de l'S iliaque que les radiologues avaient placés beaucoup plus haut.

Pas plus qu'une rectoscopie négative, un examen radiologique négatif n'autorise à nier l'existence d'un cancer du segment terminal du gros intestin. Un cancer du rectum n'obstruant pas la lumière intestinale peut laisser passer un lavement avec la plus grande aisance et remplir la totalité du gros intestin, en ne montrant au niveau du rectum qu'une altération trop minime pour avoir chance de retenir l'attention ; le rectoscope, au contraire, la découvre à peu près à coup sûr (deux observations personnelles).

Pour conclure, je dirai que la valeur absolue d'une rectoscopie positive doit toujours engager à commencer par ce procédé l'examen du segment terminal, et que, si la recherche d'un cancer intestinal, faite seulement à l'aide d'un lavement opaque, est demeurée infructueuse, il ne faut pas manquer de s'adresser, en dernier lieu, à la rectoscopie.

Somme toute, l'endoscopie recto-colique ne fait que compléter et préciser les renseignements fournis par les autres modes d'exploration : toucher, palper, sondage, examen des fèces, etc. Loin de s'exclure, ces différents procédés viennent au contraire s'aider les uns les autres.

IMAGES ENDOSCOPIQUES A L'ÉTAT NORMAL (1)

A l'état normal, la muqueuse du segment inférieur du gros intestin présente une teinte uniforme, rose ou d'un rouge rosé, plus claire au niveau de la région sphinctérienne qu'au niveau de la région ampullaire. Mais il se peut que les purgatifs ou les lavements que le malade a pris pour débarrasser l'intestin aient tant soit peu congestionné la muqueuse. Les images rectoscopiques peuvent servir en même temps de points de repère, aussi avons-nous cru utile de les faire figurer sur la planche suivante (pl. 1, fig. 1 à 12).

a. Jusqu'à 4 centimètres au-dessus de l'anus on a l'aspect de la région sphinctérienne (pl. 1, fig. 1 et 2, et pl. 2, fig. 1).

b. Après avoir traversé la région sphinctérienne, on arrive dans la région ampullaire qui est généralement béante et cloisonnée par des valvules. Parfois la béance fait défaut; la lumière de l'intestin, fermée par de nombreux plis, est presque toujours indiquée par un orifice central; elle peut ne devenir visible que quand on fait respirer le malade profondément, ou en dernier lieu après l'insufflation.

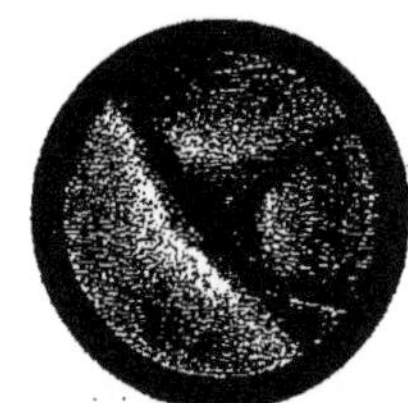

Fig. 16. — Valvules de Houston multiples disposées en diaphragme iris.

c. A environ 7 centimètres au-dessus de l'anus, on voit deux valvules croisées à angle droit, dont la première porte le nom de valvule de Houston, de Nélaton, ou de valvule coccygienne, et la seconde de valvule sacrée inférieure (pl. 1, fig. 3, et pl. 2, fig. 2). Au-dessus de celle-ci, on rencontre, dans un quart des cas, une troisième valvule, la valvule sacrée supérieure; exceptionnellement, il existe quatre et même cinq de ces valvules (fig. 16).

d. A environ 11 centimètres (quelquefois à 12 ou même 14 centimètres) se trouve la valvule recto-sigmoïdienne, en forme de croissant, marquant l'entrée du côlon pelvien (pl. 1, fig. 4 à 8, et pl. 2, fig. 3 et 4). Cette valvule est surtout visible dans la position genu-pectorale et paraît produite artificiellement par cette position. Elle se distingue des valvules rectales mentionnées plus haut, par ce fait qu'elle disparaît sur le cadavre. Le plus souvent elle siège à gauche, rarement à droite, et elle est exceptionnellement étendue transversalement au-devant du tube. Parfois la valvule fait défaut; elle est alors remplacée par une série de plis diversement disposés, au centre desquels se trouve, plus ou moins apparente, la lumière de l'S iliaque (pl. 1, fig. 6). Celle-ci

---

(1) Il convient, en examinant les images reproduites dans cet ouvrage, de ne pas oublier que le tube intestinal ne se moule pas étroitement sur le cylindre du rectoscope, comme l'œsophage ou l'urètre sur les instruments à vision directe utilisés pour les explorer. Bien au contraire, l'intestin est un manchon large et souple, de sorte que le champ rectoscopique ne correspond pas exactement au champ intestinal, et que, pour avoir une image complète de celui-ci, l'opérateur est obligé de déplacer l'extrémité antérieure de l'endoscope et de la porter successivement à droite et à gauche, puis en haut et en bas. Aussi certaines de nos figures représentent-elles plusieurs champs rectoscopiques réunis.

peut ne devenir visible qu'après l'insufflation. Il arrive quelquefois que le tube, ayant normalement progressé jusqu'à l'entrée de l'S iliaque, se trouve arrêté par une sorte d'invagination de la paroi intestinale qui rappelle parfois l'aspect d'un col utérin (pl. 1, fig. 9). Au sommet de cette invagination, on trouve presque toujours un orifice qui n'est autre que celui de la lumière intestinale. Il est nécessaire de connaître les différents aspects de ce passage recto-sigmoïdien, car, ainsi que nous l'avons déjà dit, c'est là le point difficile à franchir.

e. Au delà de l'entrée de l'S iliaque, l'instrument pénètre dans un canal dont l'aspect est bien différent de celui de l'ampoule. Au lieu d'une vaste cavité, à parois lisses entrecoupées par des valvules, on trouve ici un tube tantôt béant sur une petite étendue, tantôt fermé, laissant simplement entrevoir la lumière intestinale ; on y voit de un à cinq plis sigmoïdiens, petits et minces, se distinguant nettement des valvules décrites plus haut (pl. 1, fig. 10 et 11). A 15 ou 20 centimètres de l'anus, on rencontre une région animée de battements (voir pl. 4, fig. 3), occupant presque toujours la paroi supérieure de l'S iliaque. Ces pulsations se produisent au niveau de l'artère iliaque, que l'on sent parfois rouler sous l'extrémité du rectoscope.

f. A 32 ou 35 centimètres, on arrive à la limite entre la portion ascendante et la portion descendante de l'S, limite qui, d'après Schreiber, est indiquée par un pli auquel il a donné le nom de *pli labié* pour mieux désigner son aspect (pl. 1, fig. 12). Là est la limite extrême accessible à l'endoscopie, mais on ne parvient pas toujours à l'atteindre.

HÉMORROÏDES, VARICES PROFONDES
ET ANGIOMES

Hémorroïdes. — Les hémorroïdes sont généralement faciles à reconnaître par les procédés d'examen habituels : inspection, toucher, extériorisation de la muqueuse ; la rectoscopie ne vient qu'après ces modes d'exploration. Elle est indispensable dans les cas, exceptionnels il est vrai, où des dilatations veineuses occupent l'ampoule rectale. Elle est encore utile pour découvrir les hémorroïdes de la région sphinctérienne, qui souvent, lorsqu'elles sont peu saillantes, donnent au doigt la même sensation que la muqueuse environnante ; j'ai vu ainsi un certain nombre de malades chez lesquels la rectoscopie me fit découvrir des hémorroïdes qui avaient échappé à des chirurgiens des plus distingués.

A l'endoscope anal, les hémorroïdes se présentent sous l'aspect classique de grosses tumeurs hémorroïdales ou de petites dilatations ampullaires de teinte noirâtre (fig. 17 et pl. 3, fig. 1), ou bien sous forme de veinosités extrêmement fines, simulant une ecchymose ; les points qui saignent sont souvent indiqués par de petites érosions ou même par de véritables ulcérations ; la muqueuse environnante est tantôt normale, tantôt pâle et parcourue par des ramifications veineuses ; tantôt enfin elle est le siège d'une vraie rectite hémorragique (voir page 30), cause fréquente d'hémorragies attribuées à tort à la rupture d'une varice hémorroïdale.

On trouve parfois, chez les hémorroïdaires, juste au-dessus du sphincter externe, de petites productions jaunâtres ou grisâtres, dures, en forme de pyramide ou rappelant l'aspect de l'épiglotte ; elles sont constituées, histologiquement, par des couches épithéliales mélangées à une petite quantité de tissu conjonctif. On les considère comme des papilles hypertrophiées de la région anale (pl. 3, fig. 2).

La constatation d'hémorroïdes doit toujours engager à faire un examen rectoscopique aussi complet que possible, de façon à ne pas laisser passer inaperçu un cancer, un rétrécissement ou toute autre lésion, dont la coexistence avec les hémorroïdes est fréquente ; on évitera ainsi

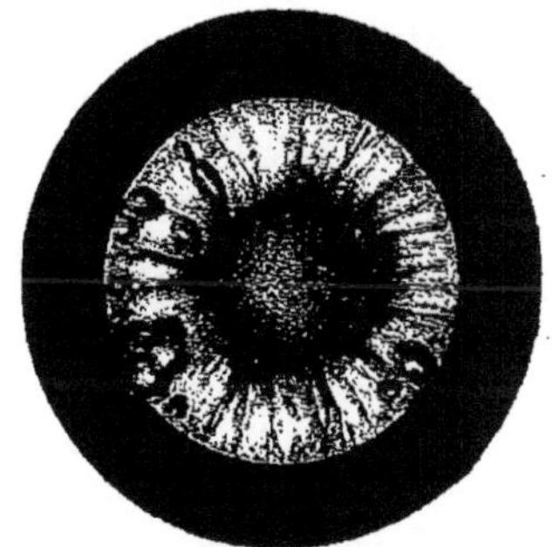

Fig. 17. — Hémorroïdes sphinctériennes (demi-schématique).

l'erreur, si souvent commise, d'attribuer aux hémorroïdes seules tous les troubles qui se produisent au niveau de l'anus et du rectum.

Par les pertes de sang qu'elles provoquent, les hémorroïdes peuvent engendrer un état d'anémie tel qu'il donne aux malades l'aspect de cancéreux cachectiques. J'ai observé plusieurs cas de ce genre où les hémorroïdes avaient échappé à tout examen, d'autres où elles avaient été constatées, mais sans qu'on osât leur attribuer la provenance des hémorragies ni l'état d'affaiblissement extrême dans lequel étaient tombés les malades. L'examen rectoscopique permit de rassurer les patients et les médecins qui, presque toujours, avaient porté le diagnostic de cancer.

Varices profondes et angiomes. — L'histoire des varices profondes et des angiomes montre qu'une lésion minime du rectum et de l'S iliaque peut mettre la vie des malades en danger par l'abondance des hémorragies. Tantôt répétées et graves, tantôt occultes, ces hémorragies peuvent provoquer tous les signes d'une anémie pernicieuse. Dans ce cas, elles se distinguent des hémorragies hémorroïdaires en ce que, dans celles-ci, le sang vient après la garde-robe : il est comme versé sur les matières, tandis que dans les hémorragies à point de départ rectal ou recto-sigmoïdien, le sang s'accumule dans le rectum, et est expulsé le premier au moment de la garde-robe (Hartmann) ; quelquefois, en allant à la selle, les malades n'expulsent que du sang et pas de matières. Strauss, Ewald, Tuffier, Hartmann ont publié des faits de ce genre.

Le seul cas d'hémorroïdes profondes que j'aie observé concerne un médecin étranger qui me fut envoyé avec diagnostic de cancer : jusqu'à 27 centimètres au-dessus de l'anus, je n'ai pu constater, chez ce malade, que de grosses dilatations variqueuses saillantes, situées dans l'ampoule rectale ; au-dessus comme au-dessous la muqueuse était absolument saine. Mon examen fut ensuite confirmé en Allemagne, où l'on pratiqua une opération qui, paraît-il, a consisté dans la cautérisation des dilatations veineuses. Depuis, le malade est tout à fait guéri.

Dans les observations de M. Tuffier et de M. Hartmann, il s'agissait non d'ectasies veineuses, comme dans notre cas, mais de véritables angiomes. M. Hartmann a pu voir avec le proctoscope un petit angiome saignant au moindre contact et situé dans l'ampoule au-dessus du pli valvulaire le plus inférieur. Le malade a été guéri après une cautérisation au galvanocautère. L'observation de M. Tuffier concerne un homme de trente et un ans qui succomba, par hémorragie, à un angiome facilement accessible, siégeant à la partie inférieure de l'S iliaque (à 22 centimètres de l'anus). Kausch a observé un angiome caverneux dont le diagnostic fut précisé par l'endoscopie ; la muqueuse du rectum était pâle, œdématiée et vernissée, contrastant avec l'aspect normal des régions sus-jacentes.

En résumé, l'endoscopie montre avec une admirable netteté l'étendue des hémorroïdes, le point qui saigne, la présence ou l'absence d'ulcérations, l'existence de varices profondes ou d'angiomes, etc., et nous ne pouvons vraiment pas souscrire à cette phrase d'un de nos maîtres : « Nous ne croyons pas que la rectoscopie puisse rendre de grands services dans les cas d'hémorroïdes, sauf pour déceler les lésions sus-jacentes du rectum. »

RECTO-COLITES

L'étude des recto-colites s'est singulièrement développée depuis la vulga-
risation de l'endoscopie. Ce moyen d'investigation, tout en permettant de
diagnostiquer à coup sûr la maladie et de la mieux traiter, nous montre les
lésions en pleine vie, non modifiées par les altérations cadavériques. Ce qui
augmente l'intérêt de l'endoscopie dans les inflammations du gros intestin,
c'est que celles-ci, chez l'adulte, atteignent en général leur plus grande intensité
dans le segment procto-sigmoïdien ; si l'endoscope ne permet d'explorer que
les trente derniers centimètres de l'intestin, il nous laisse souvent, dans une
certaine mesure et par déduction, soupçonner ce qui se passe au-dessus. Les
inflammations de la muqueuse procto-sigmoïdienne ressemblent beaucoup à
celles de la gorge et du pharynx : on trouve dans les deux cas des modifications de couleur, d'éclat, de relief, un état granuleux de la muqueuse, des érosions et des ulcérations, des dépôts pultacés et pseudo-membraneux ; mais ces
lésions se confondent les unes avec les autres et donnent à la muqueuse recto-
colique une apparence si complexe qu'il n'est pas toujours aisé de les discerner
à l'examen rectoscopique. Pour faciliter la tâche, nous conseillons de n'enre-
gistrer, tout d'abord, que les sensations visuelles, en ayant soin de noter en quoi
l'image pathologique diffère de l'image normale. Puis, après cette étude des
divers caractères élémentaires de la procto-sigmoïdite, on la classera selon le
siège et l'aspect des lésions, et l'on ne se préoccupera qu'ensuite de la cause de
la maladie.

A. — RENSEIGNEMENTS GÉNÉRAUX FOURNIS PAR L'ENDOSCOPE DANS LES INFLAMMATIONS RECTO-COLIQUES

Le rectoscope fournit des renseignements précieux sur les lésions de la muqueuse et même, dans une certaine mesure, sur l'état des tuniques sous-
muqueuses.

Aspect endoscopique des lésions.

1° *Modifications de couleur, d'éclat et de relief de la muqueuse.* — A l'état normal, la *couleur* de la muqueuse rectale est comparable à celle de la face interne
des joues ; elle varie, suivant les sujets, du rose pâle au rose vif. Ces variations
normales de nuance rendent les inflammations légères difficiles à reconnaître ;
il n'en est pas de même quand l'état pathologique est plus accentué : la couleur
atteint alors le rouge vif ou même le rouge foncé, tantôt d'une façon uniforme,
tantôt par places seulement : dans les états anciens, la teinte rosée tend à s'effa-
cer pour faire place à une teinte tirant sur le jaune pâle.

L'*éclat* de la muqueuse se modifie également dans la procto-sigmoïdite simple,
probablement sous l'influence de la diminution ou de l'exagération des sécré-

tions : d'où l'aspect sec, vernissé de la muqueuse, ou au contraire son apparence humide, comme lavée. Avec un éclairage intense, on arrive parfois à distinguer une couche de mucus, mince . et transparente, recouvrant la surface de la muqueuse.

Les *ramifications vasculaires*, rares sur une muqueuse normale, augmentent ici de nombre et de volume. L'augmentation de nombre tient à ce que la congestion fait apparaître des capillaires qui sont ordinairement invisibles. Les vaisseaux normalement visibles peuvent acquérir un développement considérable et atteindre le double ou même le triple du volume habituel. Lorsque la muqueuse est décolorée, comme dans les inflammations chroniques ou les anémies profondes, les vaisseaux dilatés se détachent en rouge foncé sur un fond plus clair et forment une sorte de réseau à larges mailles, dessinant ainsi une mosaïque (voir pl. 4, fig. 3).

La muqueuse perd aussi son aspect lisse et régulier. Elle devient *œdématiée*, gonflée, avec de gros plis ; les bords minces et tranchants des valvules sont remplacés par des bourrelets épais. On voit apparaître des granulations donnant à la muqueuse un aspect qui n'est pas sans analogie avec celui de la pharyngite granuleuse ou encore avec du frai de poisson qui aurait été semé sur la muqueuse. Les granulations, généralement fines, peuvent cependant être assez grosses, par endroits, pour rappeler l'aspect d'une framboise ; dans ce cas, elles sont souvent séparées par des filaments de mucus qui les font mieux ressortir ; elles peuvent d'ailleurs être assez accentuées pour devenir perceptibles au toucher.

2° *Lésions hyperémiques et hémorragiques.* — L'introduction du rectoscope peut produire de légères hémorragies, même sur une muqueuse normale, mais sur celle-ci les points saignants sont isolés et entourés d'une muqueuse saine, tandis que dans les inflammations de la muqueuse recto-colique, c'est par la grande vulnérabilité que s'explique la production d'hémorragies au moindre attouchement.

La muqueuse est uniformément rouge et boursouflée, d'une teinte allant du rouge vif au rouge violacé ; elle ne présente nulle part l'aspect normal, ou seulement sur de petits segments ; elle est généralement sèche et vernissée ; sur son fond rouge, se détache par endroits un piqueté de pétéchies ou même des suffusions hémorragiques ; souvent elle se couvre de granulations plus ou moins grosses dont quelques-unes prennent la forme de petits bourgeons aplatis et mous. Parfois, des varicosités se dessinent superficiellement : toute la muqueuse saigne spontanément quand on la touche avec un bâtonnet porte-tampon ou avec le rectoscope. Cet état congestif, hémorragique de la muqueuse s'accompagne généralement d'érosions ou d'exulcérations, mais celles-ci peuvent manquer ou tout au moins passer inaperçues.

3° *Érosions et ulcérations.* — Les érosions ou ulcérations s'observent toujours sur un fond d'inflammation simple, revêtant l'un des aspects que nous venons de décrire : la muqueuse est rouge, granuleuse ou lisse, vernissée, œdématiée, anémiée, ou franchement hémorragique.

Les érosions et ulcérations sont plus ou moins nombreuses, parfois rares, généralement assez abondantes ; elles sont isolées et régulièrement distribuées, ou réunies en groupes. Dans un cas que j'ai observé, elles étaient en si grand nombre qu'elles dessinaient un véritable réseau enfermant entre ses mailles une muqueuse rouge très enflammée. Elles sont polymorphes : tantôt punctiformes, linéaires, tantôt ovalaires, tantôt arrondies, régulières ou polycycliques ; leurs dimensions vont de quelques millimètres à plusieurs centimètres. La plupart des ulcérations sont superficielles et n'atteignent guère la sous-muqueuse.

L'exulcération est une tache rouge plus ou moins étendue, à contour mal déterminé, présentant parfois un piqueté hémorragique. L'ulcération est limitée par des bords plus nets, réguliers ou déchiquetés, taillés à pic ou aplatis ; elle repose souvent sur un fond induré et surélevé ; elle est entourée d'un mince liséré rouge ; le fond, congestionné, granuleux, saigne facilement ; souvent, il est recouvert d'un enduit opalin, de pus, ou d'une fausse membrane. Les érosions et ulcérations ne sont pas toujours faciles à voir ; elles peuvent passer inaperçues, soit qu'un dépôt blanchâtre les recouvre, soit qu'on les éclaire trop vivement, soit enfin que des replis de la muqueuse les dissimulent. Il m'est arrivé d'être obligé de faire un second examen à plusieurs jours de distance pour affirmer qu'il s'agissait bien d'une exulcération et non d'une lésion accidentelle ou d'un dépôt de sang sur la muqueuse. Pour bien voir ces lésions, il faut se servir d'un rectoscope court, armé d'une loupe, et nettoyer à fond la muqueuse.

4° *Sécrétions anormales, exsudats pultacés, fausses membranes, foyers de nécrose superficielle.* — Les procto-sigmoïdites présentent souvent des dépôts blanchâtres, rappelant l'aspect de ceux qu'on rencontre dans les angines ; il s'agit parfois de magmas épithéliaux, facilement enlevables, analogues à ceux de l'amygdalite pultacée, mais il peut y avoir de véritables fausses membranes, adhérentes, recouvrant des portions de la muqueuse desquamée, érodée ou ulcérée ; minces, elles ressemblent à une plaque muqueuse, à une leucoplasie ou à un aphte ; épaisses, elles constituent une membrane diphtéroïde à bords surélevés, en partie décollés, stratifiés, dont la teinte tire sur le blanc, le gris ou le jaune, et qui saigne dès qu'on la détache. La fausse membrane peut manquer par places et laisser voir le fond rouge de l'ulcération sous-jacente ; par leur réunion, les membranes dessinent quelquefois un filet laissant transparaître une muqueuse normale ou congestionnée. Dans deux de mes observations, l'exsudat blanchâtre avait des contours polycycliques, comme des plaques d'herpès. Ces exsudats blanchâtres se distinguent aisément du pus concrété ou des muco-membranes de l'entéro-colite muco-membraneuse ; ces dernières forment souvent de véritables paquets, sans connexion avec la muqueuse sur laquelle elles reposent. Par contre, les foyers de nécrose superficielle, que l'on observe dans les dysenteries, peuvent simuler de véritables fausses membranes.

5° *Végétations.* — On a depuis longtemps remarqué que la muqueuse rectocolique enflammée perd son aspect lisse et uni et qu'elle montre une tendance à proliférer, à se couvrir de saillies de forme et de volume variables ; ce sont de simples granulations (recto-sigmoïdites granuleuses), des excroissances analogues à de petites « verrues » ou à des bourgeons charnus aplatis et sessiles, des productions polypeuses reliées à la paroi par un mince pédicule, enfin de grosses masses végétantes formant à l'intérieur de l'intestin de vraies tumeurs. Ces productions, généralement multiples, à surface régulière ou sillonnée, de coloration rouge, se développent plus particulièrement au niveau du rectum et, de ce fait, sont facilement perceptibles au toucher et visibles à l'endoscope.

Exploration des tuniques sous-muqueuses à l'aide de l'endoscope.

Les inflammations recto-coliques, quelle que soit leur intensité, peuvent rester localisées à la muqueuse, mais elles s'accompagnent souvent d'une infiltration des tuniques profondes de la paroi intestinale ; cette infiltration peut se répartir en placards, ou occuper toute la circonférence et transformer l'intestin en un tube rigide. En explorant la paroi intestinale avec l'extrémité du rectoscope ou avec une tige métallique porte-tampon, on se rend aisément compte qu'elle a perdu sa souplesse, son élasticité, et est devenue un tissu dur, rénitent. Le rectoscope vient souvent buter contre ce tissu induré et la muqueuse forme alors une saillie en bourrelet à l'intérieur de l'instrument. Lorsqu'on arrive à faire pénétrer le rectoscope, c'est toujours avec quelque difficulté et, en le retirant, on a une sensation de ressaut toute particulière, que je n'ai jamais ressentie qu'en pareil cas ou lorsque le rectoscope passait au-dessus d'une artère athéromateuse (voir, pl. 4, fig. 3).

L'insufflation montre peut-être mieux que tout autre procédé la rigidité de la paroi intestinale, qui, seule, ou jointe aux spasmes de la tunique musculaire, peut simuler un cancer.

On a donné comme signe différentiel le fait que dans le cancer l'infiltration des parois s'oppose d'une façon absolue à la progression de l'instrument, alors que dans les inflammations de la muqueuse le passage du rectoscope, tout en étant difficile, est encore possible.

B. — CLASSIFICATION ET DIAGNOSTIC ENDOSCOPIQUE DES RECTO-COLITES

Variétés d'après le siège des lésions. — Les inflammations de la partie terminale du gros intestin ne s'accompagnent pas nécessairement de lésions sur les autres segments de l'intestin ; on peut même dire que dans la majorité des cas les lésions restent cantonnées sur un segment, en particulier sur le rectum, sans empiéter sur la portion voisine ; probablement parce que les inflammations résultent d'irritations locales, d'ordre mécanique, infectieux ou toxique.

Il existe aussi des inflammations qui restent nettement limitées à l'S iliaque, sans empiéter ni sur le rectum ni sur les autres parties du côlon. Cette localisation exclusive à l'anse sigmoïde peut en partie s'expliquer par la stase des matières fécales, qui se produit fréquemment à ce niveau, surtout lorsqu'il existe, sur ce segment, des diverticules dans lesquels les matières s'accumulent et se décomposent facilement.

L'utilité du rectoscope est d'indiquer exactement l'étendue des lésions inflammatoires qui intéressent le rectum ou l'S iliaque et de voir, dans chaque cas particulier, s'il s'agit d'une rectite, d'une sigmoïdite ou d'une procto-sigmoïdite (recto-colite).

Variétés d'après l'aspect des lésions. — Pour étudier en détail les lésions des recto-colites, on doit procéder méthodiquement et noter : 1º les modifications de la couleur, de l'éclat et du relief de la muqueuse ; 2º la présence ou l'absence d'ulcérations, de fausses membranes, d'hémorragies, de végétations de la muqueuse ; 3º l'état des tuniques profondes de la paroi intestinale qui, souvent, dans les inflammations de la muqueuse, s'infiltrent au point de simuler le cancer.

Suivant le degré d'intensité des lésions et la prédominance marquée de l'une d'elles, on peut classer les faits observés de la façon suivante :

1º Procto-sigmoïdite catarrhale, caractérisée par de légères modifications de couleur, d'éclat, de relief ;

2º Procto-sigmoïdite hémorragique, dans laquelle l'état congestif est poussé à l'extrême et s'accompagne d'hémorragies de la muqueuse (voir pl. 3, fig. 3, et pl. 5, fig. 2);

3º Procto-sigmoïdite érosive et ulcéreuse (voir pl. 3, fig. 4);

4º Procto-sigmoïdite à sécrétions anormales : exsudats pultacés, fausses membranes (voir pl. 4, fig. 1);

5º Procto-sigmoïdite bourgeonnante (voir pl. 7, fig. 1).

En réalité, il est rare que ces formes soient pures, nettement individualisées ; elles se pénètrent mutuellement : tel malade considéré comme atteint d'une procto-sigmoïdite hémorragique présentera des ulcérations, tel autre offrira à la fois toutes les lésions décrites, mais sera classé dans l'une de nos catégories à cause de la prédominance plus ou moins marquée de l'une d'elles.

L'aspect des lésions permet quelquefois de tirer des conclusions concernant leur *évolution* : ainsi, les processus aigus sont caractérisés par l'exagération de la rougeur et de l'éclat de la muqueuse avec conservation d'une surface lisse, sans ulcérations ni fausses membranes ; les processus chroniques sont plutôt caractérisés par une coloration plus pâle, une diminution de l'éclat et surtout par des ulcérations, des dépôts membraneux, des végétations, ainsi que par l'induration des couches profondes... Ce ne sont là que des indications générales, car le plus souvent on trouve en même temps des lésions relevant à la fois de ces deux ordres de processus; c'est à l'observateur de les analyser et de classer le cas observé selon la prédominance de tel ou tel caractère.

Variétés d'après l'étiologie. — S'il est aisé, en général, d'établir le diagnostic endoscopique d'une procto-sigmoïdite, rien n'est plus difficile, au contraire, que de déterminer son étiologie. Il semble que les procto-sigmoïdites soient à l'origine de nature spécifique, mais qu'elles perdent souvent leur physionomie initiale pour prendre l'aspect d'inflammations banales.

L'endoscope peut servir à déceler des facteurs étiologiques tels que les corps étrangers, les oxyures, les hémorroïdes, les polypes, mais le plus souvent il est incapable d'indiquer si la cause de l'inflammation est d'origine mécanique, toxique ou infectieuse. Cependant, il apporte une aide indirecte précieuse en permettant de prélever à l'endroit même de la lésion une sécrétion ou un fragment de la muqueuse, que l'on examinera au point de vue histologique ou bactériologique. Nous ne parlons naturellement pas ici de la dysenterie, de la tuberculose, ni de la syphilis, que nous étudierons plus loin.

C. — DESCRIPTION DE QUELQUES TYPES DE RECTO-COLITES

RECTITES

Les rectites n'intéressent pas forcément toute l'étendue du rectum ; on en voit qui sont limitées à la région ampullaire et d'autres à la région sphinctérienne (Strauss, Rosenheim et v. Aldor).

La *rectite ampullaire* est souvent caractérisée par un aspect velvétique avec éclat vif de la muqueuse, dû à l'abondance des sécrétions. La muqueuse est tantôt lisse, tantôt granuleuse ; les érosions ou ulcérations ne s'observent que dans les cas graves ; mais, même sans érosions, la muqueuse est très vulnérable et saigne au moindre attouchement.

La *rectite sphinctérienne* est très fréquente et se traduit par des hémorragies isolées (rectite hémorragique) ou accompagnées de ténesme et de spasme du rectum ; seule, la muqueuse de la région sphinctérienne est rouge foncé, violacée, œdématiée et parcourue par de nombreuses ramifications vasculaires, fragiles, saignant au moindre attouchement ; quelquefois il y a des pétéchies ou des érosions fissuraires.

La cause de ces rectites doit être attribuée à la présence de polypes, d'hémorroïdes, de scybales, ou d'infections diverses telles que la blennorragie. Strauss, qui a vu souvent ces inflammations coexister avec les hémorroïdes, insiste avec raison sur ce fait que le siège des hémorragies n'est pas au niveau des hémorroïdes, mais bien au niveau de la muqueuse enflammée. D'ailleurs, lorsque ces hémorragies abondantes sont produites simplement par des hémorroïdes, des polypes ou quelque autre lésion hémorragipare, il est de règle que la muqueuse soit d'une grande pâleur et non pas rouge, boursouflée comme dans les rectites.

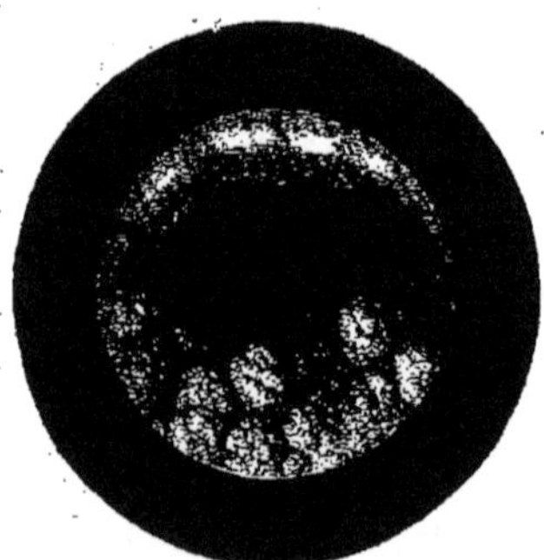

Fig. 18. — Rectite verruqueuse.

Dans la *rectite bourgeonnante*, le rectum peut être recouvert de saillies irrégulières, de consistance ferme, cornée ; elles ne saignent pas quand on les touche avec le rectoscope, contrairement à ce qui se produit dans le cancer, et elles se distinguent encore de celui-ci en ce qu'elles sont indépendantes les unes des autres et qu'elles reposent sur une muqueuse souple et mobile ; il n'y a pas non plus, comme dans le cancer, d'infiltration profonde formant une base commune à toutes ces saillies (Delbet et Mouchet). Chez une de mes malades, syphilitique, une partie du canal anal et de la région sus-sphinctérienne était occupée par de grosses verrues grisâtres, sèches, écailleuses ; ce cas, représenté par la figure 18, méritait véritablement le nom de rectite verruqueuse.

Il existe cependant des rectites proliférantes où les bourgeons ou végétations sont de consistance molle. J'ai observé de ces rectites dans les dysenteries présentant à la fois des lésions inflammatoires ulcéreuses ou hémorragiques.

Le diagnostic endoscopique de ces rectites n'est pas toujours aisé. J'ai observé un cas, à l'hôpital Saint-Louis, dans le service de M. Desmoulins, où les végétations étaient si étendues et saignaient si abondamment que j'ai cru, tout d'abord, être en présence d'un cancer en nappe ; il s'agissait en réalité d'une blennorragie ayant produit dans le rectum des végétations analogues à celles que l'on voit dans le vagin des femmes profondément infectées. La même erreur eût été possible chez un malade, également blennorragique, que j'ai examiné avec M. Gosset, et qui présentait, à 6 centimètres environ au-dessus de l'anus, une grosse végétation, molle au toucher, rappelant l'aspect de deux cerises accolées. J'ai publié à la Société médicale des hôpitaux (novembre 1913) deux observations concernant deux autres malades atteintes, l'une de syphilis, l'autre de tuberculose, et présentant des lésions analogues à celles que je viens de décrire.

SIGMOÏDITE AIGUË ET CHRONIQUE

La sigmoïdite ou inflammation de l'S iliaque débute presque toujours par un épisode aigu, qui dure huit à quinze jours et qui est caractérisé par de la fièvre, des selles liquides contenant du mucus, du sang et du pus ; il y a parfois de la sensibilité dans la fosse iliaque gauche. La guérison termine rarement cet état aigu et le passage à l'état chronique est la règle : le malade souffre à peine, mais ses matières contiennent des quantités de mucus et, de temps à autre, des traces de sang. L'infiltration des tuniques profondes de la paroi intestinale est habituelle ; seule ou jointe au spasme de la tunique musculaire, elle donne lieu à une tuméfaction qui simule le cancer. L'évolution de ces inflammations de l'anse sigmoïde est tout à fait comparable à celle de l'appendicite, et c'est à juste titre qu'on l'appelle l'appendicite gauche.

Comme le rectum est demeuré intact, le toucher ne fournit aucun renseignement ; la rectoscopie, au contraire, prend ici toute sa valeur. Elle montre que la muqueuse du rectum est normale ou presque normale, tandis que celle de l'anse sigmoïde présente les caractères d'une sigmoïdite hémorragique ou érosive. L'infiltration des couches profondes (sigmoïdite calleuse ou infiltrante) a pour conséquence de rétrécir la lumière intestinale, de gêner la pénétration de l'instrument, qui ne peut avancer que lentement et en provoquant des douleurs, même lorsqu'on a recours à l'insufflation. Ce n'est que dans des cas très favorables que l'on peut explorer toute l'étendue de la partie malade et atteindre la muqueuse saine du côlon. En tout cas, la sigmoïdite n'oppose jamais à la progression de l'instrument une résistance comparable à celle de l'infiltration cancéreuse ; c'est là un signe différentiel sur lequel Rosenheim a insisté avec raison.

En somme, les caractères rectoscopiques de ces sigmoïdites sont : 1° l'intégrité du rectum et la limitation des lésions à l'S iliaque ; 2° le rétrécissement de la lumière intestinale qui ne cède pas même à l'insufflation ; 3° la possibilité de faire pénétrer l'instrument à travers les tissus malades, malgré les difficultés que peut présenter cette manœuvre. Il faudrait peut-être ajouter à ces caractères l'existence fréquente de diverticules, sortes d'invaginations de la paroi dans lesquelles s'accumulent et se décomposent les matières. Mais la découverte de ces diverticules au rectoscope n'est pas toujours facile : Zweig et Albu en ont vu plusieurs fois ; pour ma part, je n'en ai jamais découvert, même dans un cas où ils étaient particulièrement nombreux.

COLITE PURULENTE

Cette affection, encore mal délimitée, dont l'étiologie nous échappe entièrement, est essentiellement caractérisée par la présence de pus dans les selles ; de là lui vient le nom de colite suppurée ou suppurante, que lui a donné Schmidt. En même temps que du pus, il y a souvent, en petite quantité, du mucus et du sang, mais, alors que ces éléments sont inconstants, le pus existe toujours et se voit à l'œil nu. La colite suppurée, dont le début est tantôt aigu, tantôt lent et progressif, s'accompagne fréquemment d'un état infectieux qui se traduit par de l'amaigrissement, de la fièvre, de la polyarthrite, des phlébites, etc.

L'examen rectoscopique est rendu difficile par la sensibilité du rectum et le spasme du sphincter anal ; il n'est généralement praticable qu'après injection d'une solution de cocaïne. Les lésions commencent habituellement à 8 ou 10 centimètres au-dessus de l'anus et s'étendent plus ou moins haut dans l'anse sigmoïde ; on peut quelquefois voir nettement toute l'étendue de la partie malade et atteindre les parties saines sus-jacentes. La muqueuse malade est rouge foncé, œdématiée, granuleuse et recouverte de pus ; des ulcérations, généralement de petit volume, s'aperçoivent fréquemment, mais elles peuvent manquer (4 fois sur 19, Albu) ; si l'on imprime des mouvements brusques à l'instrument, on fait saigner la muqueuse ; quant aux tuniques profondes de l'intestin, elles sont tantôt intactes, tantôt épaissies.

J'ai observé avec M. Antoine trois cas de cette affection dont deux absolument typiques ; le troisième, moins certain, et accompagné d'un rétrécissement, est rapporté page 43.

Dans le premier de ces cas (voir pl. 5, fig. 1), on ne découvre que de rares ulcérations, de petit volume, superficielles, en coup d'ongle, au niveau desquelles on voit sourdre des gouttes de pus. La muqueuse rouge, fortement granuleuse, rappelle la peau de maroquin et est partout recouverte de pus facilement enlevable. La paroi de l'intestin est dure et scléreuse.

Le second cas (voir pl. 5, fig. 2) est caractérisé par une muqueuse rouge foncé, hémorragique, couverte de granulations et de plaques de pus desséché ; la muqueuse saigne au moindre attouchement, mais nulle part on ne perçoit de vraies ulcérations. La paroi intestinale est souple.

La colite suppurée ressemble donc aux formes de dysenterie accompagnées de selles purulentes, mais elle s'en distingue parce que l'analyse des selles ne révèle pas les agents spécifiques de la dysenterie ou des états dysentériformes (voir pages 35 et suiv.) et que le résultat du séro-diagnostic est négatif.

Les colites tuberculeuses et syphilitiques peuvent également prêter à confusion. Ohly décrit, chez un homosexuel, une procto-sigmoïdite avec de nombreuses ulcérations de petit volume, pouvant simuler une colite ulcéreuse ; dans le pus de ce cas exceptionnel, il y avait des gonocoques intracellulaires.

On rencontre enfin dans le rectum de larges ulcères à développement très lent, véritables ulcères calleux pouvant amener des sténoses. Ces ulcères, qui probablement ont eu pour point de départ des lésions syphilitiques, tuberculeuses, gonococciques et peut-être même dysentériques, perdent plus tard leur caractère spécifique. Ils diffèrent rectoscopiquement de la colite ulcéreuse par leur grande taille et par la faible intensité des lésions réactionnelles de la muqueuse qui, elles, dominent au contraire le tableau de la colite ulcéreuse.

L'abondance du pus évacué, souvent sous forme de décharges, peut faire supposer l'existence d'une fistule borgne interne, haut située, ou encore d'une collection purulente ouverte dans l'intestin. Nous avons vu deux chirurgiens des plus distingués commettre cette erreur, à quatre années d'intervalle, sur une même malade : chaque fois la laparotomie exploratrice montra l'absence de toute poche purulente péri-intestinale et fit simplement constater des lésions profondes de l'anse sigmoïde qui donnaient à celle-ci, extérieurement, un aspect chagriné. Lynch et Mc Farland, Ewald, ont observé des cas analogues.

COLITE HÉMORRAGIQUE

On décrit sous le nom de colite hémorragique des inflammations du gros intestin dans lesquelles les hémorragies intestinales constituent le symptôme prédominant ou même unique. Cette symptomatologie peut se rencontrer dans des recto-colites ulcéreuses, mais le plus souvent elle s'observe chez des malades ne présentant que des lésions hyperémiques et hémorragiques de la muqueuse, sans érosions ni ulcérations visibles (pl. 3, fig. 3, et pl. 5, fig. 2). Il existe, dans certains cas, ainsi qu'on peut le voir au microscope, un véritable angiome en nappe de la muqueuse. Les examens bactériologiques répétés ne révèlent pas d'agents connus.

Les observations rentrant dans ce cadre ne se rapportent donc pas à une entité morbide bien définie par une anatomie pathologique et une étiologie toujours constantes ; il est même possible que, dans les divers cas publiés, il y ait des observations de dysenteries amibienne ou autres. Mais, en étudiant à part les colites hémorragiques, on a le grand avantage de mettre en évidence le principal caractère d'un groupe d'affections souvent méconnues. Dans ces colites, les lésions sont d'importance très variable ; tantôt elles sont limitées au rectum et à une partie de l'anse sigmoïde : à l'aide du rectoscope, on voit nettement, sans transition progressive, la limite entre la muqueuse malade et la muqueuse saine ; d'autres fois, tout le gros intestin sans exception est enflammé, comme dans le cas de Lynch ; dans une de mes observations, j'ai constaté, à l'autopsie, des lésions de tout le côlon, de l'intestin grêle et même de l'antre pylorique. Ce qu'il faut surtout retenir, c'est que la partie terminale du gros intestin est toujours altérée : la rectoscopie est donc la seule méthode permettant de faire à coup sûr le diagnostic de colite hémorragique.

Les rectites et colites hémorragiques présentent un grand intérêt clinique ; elles anémient les malades par l'abondance des pertes sanguines et conduisent souvent à des erreurs de diagnostic, que seul le secours du rectoscope permet d'éviter : les malades sont considérés comme cancéreux ou hémorroïdaires (une malade de Mummery fut opérée deux fois pour des hémorroïdes sans que les hémorragies aient cessé). Il ne faut donc pas se contenter, comme on le fait trop souvent, du simple diagnostic d'hémorroïdes, lorsqu'on se trouve en présence d'hémorragies rectales répétées. Je possède une dizaine d'observations de colite hémorragique, dont quelques-unes ont été publiées dans le *Bulletin de la Société médicale des hôpitaux* (6 nov. 1913). Jamais, dans aucune de ces observations, on n'eût pensé, sans l'endoscope, à des recto-colites hémorragiques, ni songé à instituer le traitement approprié. Voici, à titre documentaire, le résumé d'une de ces observations de procto-sigmoïdite hémorragique :

La femme d'un confrère, âgée de trente-six ans, me fut envoyée par M. Émery ; elle souffrait depuis huit ans de violentes crises d'hémorragies intestinales, pendant lesquelles elle avait plusieurs fois par jour des selles franchement sanglantes, avec des alternatives de diarrhée et de constipation. Ces hémorragies, qui avaient résisté à toute thérapeutique, furent plusieurs fois améliorées d'une façon surprenante par le traitement mercuriel. À la suite d'injections d'arsénobenzol, la malade parut guérie durant une année ; au bout de ce temps, une nouvelle crise céda au même traitement. La malade était syphilitique et la réaction de Wassermann positive.

A l'examen rectoscopique, on trouve la muqueuse extrêmement congestionnée, et l'on y voit suinter le sang comme à travers un filtre. On ne perçoit pas d'ulcérations proprement dites ; s'il y en a, elles sont couvertes par la nappe sanguine. Les valvules rectales ont des bords très épaissis, mais ne présentent ni ulcérations ni bourgeonnements ; elles ne sont pas dures au toucher. Les lésions commencent à environ 5 centimètres au-dessus de l'anus et remontent jusqu'à 16 centimètres. A partir du seizième centimètre, il y a un brusque changement dans la couleur de la muqueuse, qui reprend son aspect normal. Le maximum des lésions existe à 13 ou 14 centimètres.

COLITE MUCO-MEMBRANEUSE

Les malades atteints d'entéro-colite muco-membraneuse, souvent nerveux, redoutent l'examen endoscopique ; cependant celui-ci se pratique en général sans difficulté ; les contractions spasmodiques du gros intestin ne s'opposent même que passagèrement à la pénétration de l'instrument. On peut rencontrer des paquets de membranes ou simplement des filaments déposés sur la muqueuse, qu'on enlève très aisément. Dans les nombreux examens que j'ai effectués, j'ai toujours, ou presque toujours, trouvé des signes d'inflammation simple : rougeur plus ou moins marquée, épaississement des valvules, état granuleux de la muqueuse, modifications de l'éclat, etc. Il y a donc *colite*, c'est-à-dire lésion de la muqueuse. Cette constatation est intéressante, à cause des nombreuses discussions auxquelles a donné lieu la pathogénie de cette affection, et elle donne raison à l'École française, qui a toujours soutenu l'existence d'une inflammation catarrhale primitive de la muqueuse.

LES DYSENTERIES
ET LES ÉTATS DYSENTÉRIFORMES

La guerre a fourni un vaste champ d'étude pour les différents aspects cliniques de la dysenterie, maladie jusqu'alors assez rare en France. J'ai eu, de ce fait, l'occasion d'examiner à l'endoscope beaucoup de dysenteries amibiennes, quelques dysenteries bacillaires et un certain nombre d'autres variétés de dysenterie.

Dysenterie amibienne. — Les cas que j'ai observés par la rectoscopie peuvent se répartir en deux grandes catégories.

A la première appartiennent les lésions de recto-sigmoïdite banale, qui se traduisent par de simples modifications de couleur, d'éclat et de relief de la muqueuse ; ces lésions superficielles s'observent même chez les malades dont les selles contiennent des amibes en abondance. Comme le rectoscope ne peut pas pénétrer à plus de 35 centimètres au delà de l'anus, on est en droit de se demander si les cas de cette catégorie ne présentent pas de lésions plus accentuées dans les autres segments du côlon. Mais ce qu'il faut retenir au point de vue clinique, c'est que de pareilles lésions vues au rectoscope n'évoquent pas pour l'observateur l'idée de dysenterie.

Les malades de la seconde catégorie présentent, au contraire, des lésions qui imposent le diagnostic de dysenterie, d'états dysentériformes ou de colites graves ; ce sont des procto-sigmoïdites hémorragiques pures, érosives et ulcéreuses, avec foyers de nécrose superficielle, à fausses membranes et même végétantes, telles que nous les avons décrites en détail ci-dessus. Je n'ai jamais rencontré les grandes ulcérations serpigineuses, à bords décollés, décrites par les classiques. On trouvera reproduits dans les figures 2 et 3 de la planche 6 les types d'ulcérations les plus profondes que j'aie rencontrés. Mais, en général, les lésions n'atteignent pas cette intensité dans les dysenteries de moyenne gravité. Dans ce cas, les ulcérations sont nombreuses, petites, recouvertes ou non de pellicules blanchâtres, et reposent sur une muqueuse modérément enflammée (pl. 6, fig. 1). Voici, par exemple, la description que je relève dans une de mes observations de dysenterie amibienne, chez un homme de trente-six ans, dont le début de la maladie remontait à environ six mois, et qui avait jusqu'à vingt selles par jour :

Aussi loin que peut pénétrer l'endoscope (12 centimètres), la muqueuse est recouverte d'ulcérations ; on en compte 40 à 50, généralement de petite taille, ne dépassant pas le volume d'une lentille, mais elles sont profondes ; les bords nettement découpés sont habituellement entourés d'un liséré rouge ; le fond est recouvert de pellicules blanchâtres dont quelques-unes ont un aspect sphacélé ; le reste de la muqueuse est rouge vif ou rouge foncé et il est parsemé de nombreuses pétéchies.

Quand j'eus à examiner ce malade au rectoscope, on le considérait comme atteint de dysenterie à *Trichomonas*, de nombreux examens des selles n'ayant jamais décelé que ce parasite. Je fus cependant tellement frappé de l'aspect et de l'intensité des lésions, que je réclamai des examens complémentaires qui firent découvrir des amibes.

Dans la dysenterie aiguë (voir pl. 4, fig. 4), ou dans les formes chroniques, au moment des poussées aiguës, les altérations peuvent devenir particulièrement intenses, et rendre l'examen impossible ou du moins très difficile. Dans un cas que j'ai observé avec le Dr Rist, la muqueuse, jusqu'à 15 centimètres au-dessus de l'orifice anal, était pour ainsi dire constituée par une seule nappe ulcérée, sanguinolente et bourgeonnante. Chez deux malades étudiés par MM. Carle et Froussard, il s'agissait également d'une véritable rectite diffuse, muco-purulente ; nettoyée à l'aide d'un tampon d'ouate, la surface de lâ muqueuse apparaissait charnue, bourgeonnante et pouvait être comparée à la plaie que provoque une brûlure au second degré. Chez les malades en voie de guérison, la muqueuse est souvent très anémiée ; elle perd ses reliefs, sa souplesse et devient lisse et épaisse comme du cuir. Les ulcérations peuvent disparaître, mais je n'ai jamais constaté de cicatrices indubitables. D'autre part, j'ai rencontré des ulcérations prononcées chez des dysentériques *cliniquement* guéris ou se considérant comme tels.

Dysenterie bacillaire. — J'ai eu à examiner beaucoup de dysenteries bacillaires probables, mais peu de cas où le diagnostic était indiscutable (difficulté du séro-diagnostic et de la recherche des bacilles dans les selles). Dans quelques-uns de ces cas, il n'y avait que des lésions banales : muqueuse rouge, granuleuse ou pâle et œdématiée, ou encore hyperémiée avec petites extravasations sanguines. Dans les états qui ont duré longtemps, j'ai presque toujours rencontré des exulcérations. Dans l'un de ces cas, qui me fut présenté par le Dr Louis Martin, l'examen répété des selles, fait à l'Institut Pasteur, montra l'absence d'amibes et la présence d'un bacille du type Flexner ; le séro-diagnostic fut positif et le sérum de Dopter apporta une amélioration incontestable. Le malade avait eu, en l'espace de six mois, trois crises typiques de dysenterie. L'examen rectoscopique, pratiqué trois fois au cours de la dernière crise, montra tout le rectum — du cinquième au onzième centimètre — occupé par de petites exulcérations à contours géographiques, saignant au moindre attouchement ; il ne me fut pas possible de pénétrer au delà du onzième centimètre, à cause de la douleur qu'éprouvait le malade.

Dysenterie à Lamblia. — Le *Lamblia intestinalis* paraît capable de provoquer à lui seul des lésions même de l'intestin, si j'en juge par l'un des cas que j'ai observés, dans lequel les recherches les plus minutieuses ne permirent jamais de découvrir que ce protozoaire. Il s'agissait d'un état chronique avec poussées aiguës, durant depuis près de deux ans déjà, quand je fus appelé à examiner le malade pour la première fois. Le rectoscope ne put dépasser le treizième centimètre à cause de la douleur qu'il provoquait ; à partir du cinquième centimètre, au-dessus de l'anus, la muqueuse était parsemée de légères érosions et recouverte de pus ; la valvule sacrée et la valvule coccygienne étaient comme rongées et échancrées par des ulcérations profondes, recouvertes également de pus ; les lésions étaient encadrées par une muqueuse d'un rouge vif (voir pl. 6, fig. 4).

Colites dysentériformes. — Parmi les colites décrites sous cette dénomi-
nation, il y a certainement des cas de dysenteries amibienne ou bacillaire qui
n'ont pu être reconnus, mais tous les auteurs sont d'accord pour admettre qu'il
existe des colites dysentériformes qui ne sont produites par d'autres agents
que ceux précités : bacilles pseudo-dysentériques, paratyphiques, *Balantidium
coli*, intoxication mercurielle. Nous possédons, pour notre part, un certain
nombre d'observations de ce genre. En voici un exemple :

Une jeune fille de vingt-quatre ans est prise, depuis quatre mois, de troubles dysentériformes. L'examen des selles, fait à l'Institut Pasteur et au Val-de-Grâce, est absolument
négatif : il n'y a ni amibes, ni kystes amibiens, ni bacilles, mais le séro-diagnostic recherché
avec le bacille paratyphique B est nettement positif. Le rectoscope pénètre jusqu'à
14 centimètres ; sur tout le pourtour du segment examiné, on voit, sur une muqueuse rosée
et peu congestionnée, des érosions polymorphes ; ces érosions sont généralement peu accentuées et de contour irrégulier; quelques-unes d'entre elles sont recouvertes de pus; à 10 centimètres, siège une ulcération de la dimension d'une pièce de cinquante centimes ; ses bords
sont irréguliers, entourés d'un liséré rouge et le fond en est plat. À côté, se voit une seconde
érosion plus large, mais plus irrégulière, à contours géographiques.

En dehors de ces recto-colites dont les agents nous sont connus, je pourrais
citer nombre de recto-colites à lésions ulcéreuses ou purement hyperémiques et
hémorragiques, dont l'origine nous échappe. Je les ai décrites au chapitre des
colites purulentes et hémorragiques (voir pages 32 et 34).

Les renseignements fournis par le rectoscope ne semblent donc pas, au premier abord, concorder avec ceux que l'on trouve dans les ouvrages classiques.
Non seulement je n'ai pas observé les grosses ulcérations décrites dans l'amibiase,
mais encore la distinction établie habituellement entre la dysenterie amibienne
et les autres types de dysenterie n'a pas été confirmée par mes observations.
Dans la dysenterie amibienne, il est admis couramment que les lésions sont surtout profondes, sous-muqueuses ; les ulcérations consécutives à des abcès ou à
des escarres sont décrites comme taillées à l'emporte-pièce, faisant saillie dans
la lumière intestinale, avec des bords décollés, un fond sanieux et purulent.
Dans la forme bacillaire et les colites dysentériformes, les lésions seraient au
contraire plus superficielles et consisteraient surtout en exulcérations à bords
irréguliers, légèrement soulevés. La dysenterie amibienne entraînerait une
réaction scléreuse des couches profondes ; la dysenterie bacillaire et les colites
dysentériformes auraient un retentissement inflammatoire plus marqué sur la
muqueuse et beaucoup moins marqué sur les parois intestinales.

La contradiction que je relève entre les descriptions des auteurs et mes
constatations peut n'être qu'apparente, si l'on veut bien tenir compte que, .
d'une part, mes examens rectoscopiques ont été surtout pratiqués sur des
malades atteints de lésions légères ou moyennes, suivies pour la plupart
de guérison ou d'un passage à l'état chronique, et que, d'autre part, les descriptions des classiques reposent généralement sur des constatations nécropsiques,
relatives à des lésions parvenues à leur maximum d'intensité et ayant entraîné
la mort des malades, lésions d'ailleurs modifiées par l'altération cadavérique
des tissus. Ajoutons à cela que la dysenterie amibienne est souvent compliquée
d'une infection secondaire due à des bacilles dysentériques ou autres, qui lui a
fait perdre ses caractères primitifs.

Dans la pratique, la rectoscopie peut fournir des indications utiles *avant* comme *après* l'examen des selles, celui-ci fût-il positif ou négatif.

Avant l'examen des selles, le rectoscope permet d'éliminer presque séance tenante toutes les affections simulant la dysenterie, telles que le cancer, la polypose, les hémorroïdes, la tuberculose.

Lorsque l'examen des selles ne révèle que des lésions d'inflammation catarrhale simple, on n'est pas en droit — ainsi que nous l'avons vu plus haut — d'écarter le diagnostic de dysenterie, puisque des lésions coliques peuvent se trouver hors de la portée de l'instrument. Par contre, lorsqu'*on se trouve en présence de lésions hémorragiques, érosives ou ulcéreuses, à fausses membranes*, on peut affirmer la dysenterie ou un état dysentériforme. On comprend alors toute la valeur de l'examen rectoscopique dans les formes larvées (formes hémorragique, diarrhéique, dyspeptique, etc.) et lorsque la dysenterie survient à l'état sporadique dans les milieux civils (1). Il met sur la voie du diagnostic, alors que sans lui rien ne ferait songer à la dysenterie.

Lorsque l'examen des selles est positif et qu'il s'agit, par exemple, d'une dysenterie amibienne, la rectoscopie montre l'intensité des lésions, elle permet de suivre leur évolution, de formuler un pronostic et de contrôler l'effet du traitement.

Lorsque l'examen des selles est négatif, le rectoscope sert à faire des prélèvements sur les lésions elles-mêmes, ce qui permet de découvrir plus sûrement l'agent pathogène qui aurait échappé à un examen microscopique des selles.

En examinant systématiquement au rectoscope tous les sujets présentant un état dysentériforme de cause inconnue, on évite de commettre de fâcheuses erreurs, de considérer notamment comme simulateurs des militaires présentant de grosses lésions recto-coliques sans amibes ni bacilles (deux cas personnels), ou encore de soigner pour la dysenterie des malades atteints de cancer, ainsi que nous l'avons vu cinq fois depuis un an (deux officiers et trois soldats). Nous avons rencontré aussi l'erreur inverse. Ainsi, un malade, qui nous fut adressé à Lariboisière, avait été considéré comme porteur d'un cancer et fut opéré pour cette affection par un de nos maîtres les plus consciencieux et les plus éminents. Il eût suffi de pratiquer une rectoscopie pour constater que cet homme n'était qu'un dysentérique.

En résumé, la rectoscopie rend des services incontestables dans le diagnostic des dysenteries et mérite une meilleure place que celle qui lui est accordée actuellement ; cet examen est simple, généralement non douloureux, et susceptible d'*orienter* rapidement l'observateur chaque fois que les recherches de laboratoire demeurent infructueuses.

---

(1) Chez un malade, qui nous fut adressé par le professeur Hayem, et qui avait été opéré pour un testicule tuberculeux, survint une diarrhée tenace, rebelle aux traitements classiques, que l'on attribua à la tuberculose. Le rectoscope nous permit de constater que la muqueuse présentait des ulcérations, non pas tuberculeuses, mais bien dysentériques. L'examen microscopique confirma notre diagnostic en révélant la présence d'amibes dans les selles.

SYPHILIS ET TUBERCULOSE

I. — SYPHILIS

Je n'ai jamais vu, au niveau du rectum ou de l'S iliaque, des gommes ou des ulcérations indubitablement syphilitiques ; par contre, le rectoscope m'a montré plusieurs fois des lésions d'apparence banale qui furent guéries par le traitement antisyphilitique, les malades étant syphilitiques et la réaction de Wassermann positive.

La première fois, il s'agissait de cette procto-sigmoïdite hémorragique citée plus haut (page 24); deux autres fois, les malades présentèrent une rectite ulcéreuse sans caractères spéciaux ; enfin, le quatrième cas a trait à une rectite bourgeonnante.

Cette dernière observation concerne une dame de quarante ans, souffrant depuis plusieurs années d'une diarrhée intense avec selles sanglantes. A partir du huitième centimètre au-dessus de l'anus, toute la circonférence du rectum est occupée par des masses végétantes, saignant au moindre attouchement. La biopsie permet d'éliminer le cancer et la tuberculose. Le Wassermann est positif et le traitement spécifique amène rapidement la disparition des lésions.

La figure 1 de la planche 10 représente un cinquième cas où des lésions bourgeonnantes situées à 6 centimètres au-dessus de l'anus, sur la paroi antérieure du rectum, ont rapidement disparu sous l'influence du traitement mercuriel.

Delbet et Bréchot ont rapporté une observation analogue.

II. — TUBERCULOSE

Pour voir des lésions tuberculeuses du rectum, il faut examiner de parti pris un grand nombre de tuberculeux (tuberculose pulmonaire et uro-génitale), car, souvent, les troubles rectaux passent inaperçus, noyés dans l'ensemble des symptômes présentés par les malades.

Je ne possède, à vrai dire, qu'une seule observation de tuberculose qui mérite d'être rapportée. La voici (fig. 19, 20, et pl. 7, fig. 1) :

Mme S..., trente-huit ans, entre à l'hôpital Lariboisière avec des signes de tuberculose pulmonaire avancée, et présente à l'angle gauche de la mâchoire un abcès froid fistulisé. Depuis trois mois, elle souffre de douleurs dans le ventre, d'une diarrhée tenace (jusqu'à vingt selles par jour) avec glaires sanguinolentes, ténesme et épreintes. A l'examen du périnée, on trouve trois fistules périanales. Le toucher ne fournit aucun renseignement. Le rectoscope pénètre facilement jusqu'à 12 centimètres; à cette distance, l'instrument est arrêté; on sent une induration de la paroi et l'on voit une ulcération irrégulière du volume d'une pièce d'un franc, à bords violacés et décollés, dont le fond est recouvert de pus ; cette ulcération est de toutes parts entourée d'une série de productions polypeuses rouge foncé, sessiles ou pédiculées, dont plusieurs atteignent le volume d'un petit pois ; elles sont molles au toucher et, n'était la consistance, on pourrait se demander s'il ne s'agit pas d'un néoplasme. L'examen de l'S iliaque est difficile, mais cependant on distingue à distance de grandes ulcérations dont le fond est également recouvert de pus. La muqueuse environnante est lisse.

La recherche d'amibes dans les selles, répétée plusieurs fois, a toujours été négative,

L'examen radiologique montre une image analogue à celle observée dans la dysenterie grave.

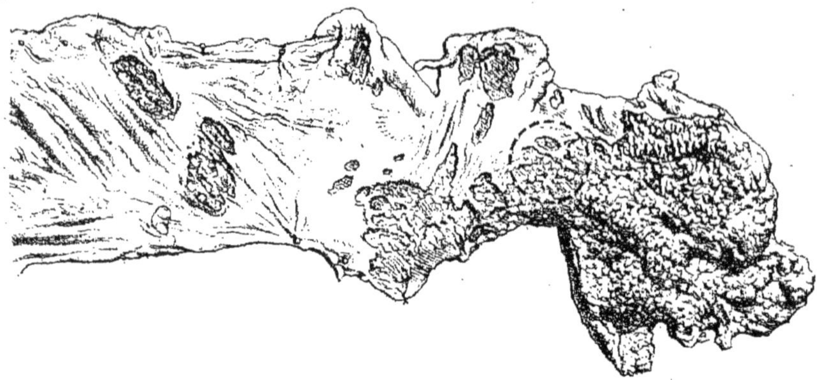

Fig. 19. — Tuberculose recto-sigmoïdienne. La figure 20 représente la partie entourée d'un cercle vue à la loupe et la planche n° 7 fig. 1 représente la même région examinée au rectoscope.

La malade meurt deux mois après son entrée à l'hôpital. A l'autopsie, on trouve une infiltration tuberculeuse étendue des deux poumons. Le rectum est transformé en un tuyau rigide ; lorsqu'on ouvre l'intestin, on remarque que toute la surface interne du rectum est recouverte de nombreux plis et de végétations de différents volumes, au milieu desquelles on distingue quantité de petites ulcérations de forme elliptique et à grand axe transversal ; à la partie supérieure du rectum, se trouve une grosse ulcération mesurant 4 centimètres et demi sur 3 centimètres (1).

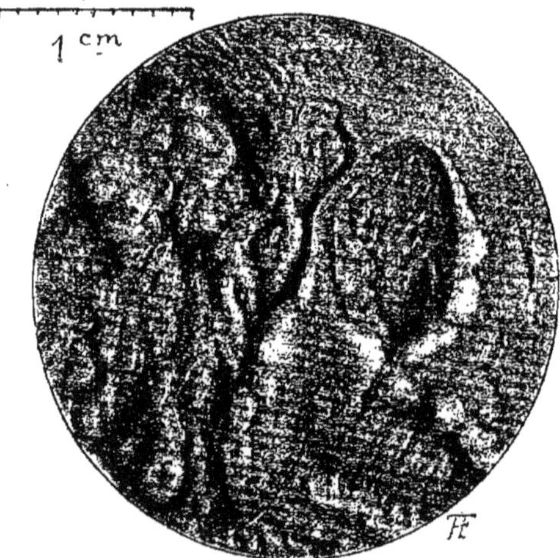

Fig. 20. — Ulcérations tuberculeuses du rectum. Rectite bourgeonnante. La figure 1 de la planche 7 représente l'aspect endoscopique de la même région.

Fistules. — La recherche de l'orifice interne d'une fistule aboutissant au rectum ou au segment adjacent du côlon terminal n'est pas toujours aisée, cet orifice étant souvent caché par des plis ou se trouvant dans une partie de l'intestin déviée par des adhérences et inaccessible à l'instrument. Sans en distinguer l'orifice d'une façon nette, on peut soupçonner l'existence d'une fistule quand on voit sourdre du pus toujours au même point. On peut aussi rechercher cet orifice, à l'aide du rectoscope, après avoir injecté un liquide coloré dans le trajet fistuleux. J'ai parfois réussi à faire pénétrer un stylet dans l'orifice interne de la fistule.

(1) Le professeur Quénu m'a montré des coupes d'un cas de tuberculose de l'ampoule rectale, caractérisé par une tumeur plate qui fut prise pour un cancer par deux chirurgiens des plus distingués, et enlevée comme tel.

STÉNOSES RECTO-COLIQUES

Les sténoses recto-coliques non cancéreuses ne s'accompagnent pas toujours de symptômes d'obstruction lente, comme on pourrait le supposer tout d'abord. Il en est qui se traduisent par des symptômes d'occlusion intestinale aiguë ou même par de la diarrhée chronique; d'autres, par contre, ne déterminent que des symptômes vagues n'attirant nullement l'attention sur l'intestin.

Lorsque les sténoses ne peuvent être atteintes par le toucher digital, c'est-à-dire lorsqu'elles siègent dans la partie supérieure du rectum ou dans l'S iliaque, l'emploi du sigmoïdoscope est naturellement d'une grande utilité pour reconnaître leur existence. Avant l'endoscopie, on ne disposait pour la recherche de ces rétrécissements que de l'exploration par les sondes, laquelle comporte de nombreuses causes d'erreur (Quénu et Hartmann) : engagement de la sonde dans un pli de la muqueuse, arrêt contre le promontoire ou contre des matières fécales dures. Avec M. Enriquez, j'ai vu un malade qui, pendant de longues années, avait été dilaté pour un rétrécissement haut situé, et chez lequel l'examen rectoscopique révéla un intestin absolument sain jusqu'à 30 centimètres; l'erreur était probablement due à un certain degré de prolapsus de la muqueuse.

Beaucoup de sténoses du rectum siègent à quelques centimètres au-dessus de l'anus et sont *accessibles au doigt*. Le rectoscope est donc superflu pour reconnaître leur existence, mais il ne l'est pas pour déterminer la nature du rétrécissement, son siège, ses dimensions exactes et surtout l'état de la muqueuse au-dessus du rétrécissement. Comme dans tous les organes rétrécis, la région sus-jacente au rétrécissement est ici le siège de phénomènes inflammatoires et présente souvent des ulcérations dont il faut connaître l'importance avant d'instituer un traitement. L'examen de cette région est toujours délicat ; pour le pratiquer, on se servira d'un rectoscope de petit calibre. L'exploration endoscopique doit toujours être faite avec la plus grande prudence si l'on veut éviter des accidents, comme il en arrive quelquefois avec de simples sondes conduites à l'aveugle.

En général, les sténoses non cancéreuses se distinguent aisément des sténoses malignes : elles sont circulaires et ont une lumière centrale, alors que dans le cancer la lumière de l'intestin est poussée sur l'un des côtés parce que la tumeur se développe plus sur une paroi que sur l'autre ; les bords du cancer sont durs, ils saignent et font un relief brusque sur une muqueuse saine ou presque saine, tandis que dans les sténoses bénignes l'intestin se rétrécit progressivement et la muqueuse est enflammée sur une grande étendue au-dessus et au-dessous du rétrécissement. La confusion est toutefois possible dans le cancer en virole, non ulcéré, et bas situé. Dans ce cas, le rôle du rectoscope se borne à faciliter la biopsie, qui tranchera le diagnostic.

Nous avons vu fréquemment les débutants conclure à l'existence d'un rétrécissement, là où il n'y avait qu'une coudure ou un changement de direction normal de l'intestin, voire même un spasme. C'est en général vers 12 à 14 centimètres de l'anus que l'on est exposé à commettre pareille erreur, en raison de la difficulté que l'on éprouve à découvrir l'entrée de l'S iliaque et surtout à y engager le rectoscope. Le caractère essentiel des spasmes est-d'être passagers (voir pl. 7, fig. 3 et 4) : quand on attend suffisamment, on voit le spasme céder spontanément, mais on peut aussi le faire disparaître, soit par une insufflation légère, soit en touchant la paroi intestinale avec un tampon d'ouate imbibé d'huile. La différence entre un spasme et une valvule normale est facile à établir : le bord de la valvule est mince, nettement tranché et non limité par un gros bourrelet comme celui de la sténose spasmodique.

On a surtout tendance à admettre l'existence d'un rétrécissement quand on voit du pus s'écouler du segment situé au-dessus de la région atteinte par le rectoscope ; on estime que ce pus provient d'une ulcération située au-dessus du rétrécissement, alors qu'il peut fort bien résulter — comme dans la sigmoïdite non accompagnée de sténose — d'une simple inflammation de la muqueuse. C'est en pareil cas que l'examen aux rayons X montre sa supériorité : il indique si les segments de l'intestin que ne peut explorer le rectoscope présentent ou non une diminution de calibre.

Les caractères endoscopiques du rétrécissement inflammatoire dit *syphilitique* sont très nets et permettent d'éliminer d'emblée toutes les autres variétés de rétrécissements. L'examen rectoscopique confirme et complète les renseignements fournis par le toucher : on se rend parfaitement compte, à la sensation transmise par l'instrument, qu'on est en présence d'un rétrécissement bas situé et en entonnoir ; le rectoscope de 20 millimètres en franchit rarement l'extrémité supérieure. Lorsqu'on l'éclaire, le rétrécissement se présente sous forme d'un tunnel, d'une caverne, d'une grotte, dont les parois sont rarement lisses ou ne le sont que sur une petite étendue ; le plus souvent elles sont grenues, à grains plus ou moins gros (pl. 8, fig. 1 et 2). La couleur est variable, mais presque toujours il y a des parties d'un aspect blanchâtre. Il est habituel de trouver une portion de la paroi rectale ulcérée.

Il est classique de dire que le rétrécissement syphilitique ne se présente jamais sous la forme d'un diaphragme. Ceci est vrai si l'on se base sur la sensation éprouvée au toucher, mais cesse d'être exact à la rectoscopie, car, si les tissus malades ne sont pas très indurés, ils peuvent se laisser repousser et tendre par le rectoscope, de sorte que le rétrécissement présente alors l'aspect d'un diaphragme perforé au centre par un orifice arrondi ou triangulaire (voir pl. 8, fig. 3) : ce diaphragme est toujours irrégulier, dur, granuleux, et, en somme, ne ressemble en rien aux autres variétés de rétrécissements que nous allons maintenant décrire.

Sourdille a démontré, par l'examen histologique et l'inoculation, que certains rétrécissements du type inflammatoire étaient de nature *tuberculeuse*. Je possède moi-même deux observations où cette origine est la plus vraisemblable. Dans ces deux cas, le rétrécissement siégeait entre 9 et 10 centimètres au-dessus de l'anus (voir pl. 7, fig. 2). Dans l'observation suivante, le diagnostic est hésitant entre la tuberculose et la colite ulcéreuse cryptogénétique.

Cette observation concerne une femme de trente-cinq ans, qui a subi une hystérectomie totale à l'âge de vingt-neuf ans et qui, peu de temps après cette opération, commence à émettre du pus par l'anus au moment des selles et surtout en dehors des selles. La recherche des bacilles et l'inoculation du pus pratiquées par le Dr Dominici ont été négatives. La rectoscopie montre à 8 ou 9 centimètres un rétrécissement en infundibulum, à parois cartonnées et lisses ou légèrement granuleuses, avec des zones blanchâtres, et qui laisse passer avec peine un instrument de 10 millimètres de diamètre. Au-dessus, on voit des ulcérations irrégulières recouvertes de pus. Le professeur Quénu pratique un anus artificiel qui apporte une amélioration notable. Après l'opération, le rétrécissement est devenu franchissable pour le doigt.

La tuberculose, comme d'autres processus inflammatoires chroniques du rectum ou de l'S iliaque, peut transformer tout un segment d'intestin en un véritable tuyau rigide. Parfois, on parvient, avec un rectoscope de petit calibre, à parcourir un canal de cette étroitesse, mais en général les rayons X donnent des renseignements plus précis.

J'ai vu aussi chez des *dysentériques* des rétrécissements bas situés du type inflammatoire, mais je ne saurais affirmer s'ils étaient dus à la dysenterie elle-même ou à une autre cause. On admet généralement que les rétrécissements présentés par les dysentériques résultent d'adhérences causées par des lésions de voisinage ; souvent haut situés, ils sont particulièrement du ressort de l'endoscopie. Dans ces cas, l'intestin a sa lumière déformée, sa muqueuse relativement peu altérée, et ses parois, soulevées par des brides, résistent à l'instrument et ne s'effacent pas par l'insufflation. L'existence d'adhérences unissant l'intestin aux organes voisins impose la plus grande prudence, car en pareil cas un redressement forcé pourrait entraîner des conséquences fâcheuses.

Chez une malade qui est morte dans mon service à l'hôpital Lariboisière, le rétrécissement occupait la partie supérieure du rectum et une partie de l'S iliaque. Sur une étendue de 8 centimètres, la muqueuse présentait de larges ulcérations, les couches sous-muqueuses étaient fortement hypertrophiées ; il n'y avait pas d'adhérences avec les organes environnants. Ce rétrécissement était, en quelque sorte, comparable aux rétrécissements tuberculeux qu'on observe au niveau du cæcum. Le rectoscope, dans ce cas, m'avait permis de constater le rétrécissement et les ulcérations de la muqueuse, mais nullement l'étendue du mal, l'introduction d'un rectoscope, même de petit calibre, étant trop douloureuse.

Les rétrécissements *congénitaux* (voir pl. 8, fig. 4) n'occasionnent généralement des troubles fonctionnels qu'après l'enfance et l'adolescence, et même, dans quelques cas exceptionnels, vers quarante à cinquante ans. Ils sont situés à environ 3 centimètres au-dessus de l'orifice anal, au point où le trajet sphinctérien s'abouche dans l'ampoule rectale. On cite quelques observations dans lesquelles l'obstacle siégeait à 5, 6 et même 7 centimètres.

Le toucher comme le rectoscope montrent que ces rétrécissements sont constitués par un repli bi-muqueux, à bords tranchants, qui prend la forme d'un diaphragme, d'une membrane semblable à un hymen, d'une valvule sigmoïde, d'un croissant de lune, d'une faucille, etc. La difficulté souvent extrême du diagnostic tient surtout aux phénomènes inflammatoires qui viennent voiler, par l'infiltration de la muqueuse, l'arête vive du repli valvulaire. Enfin, un dernier caractère, le plus méconnu des sténoses congénitales, c'est leur bénignité et leur guérison par une simple opération (section des replis avec un bistouri boutonné à travers le rectoscope) ; à cette bénignité, on peut opposer la gravité et l'insuffisance notoire du traitement des sténoses acquises.

Des rétrécissements congénitaux, on peut rapprocher les diminutions de calibre de l'intestin dues à un développement anormal des valvules de la région ampullaire. Ces valvules, surtout quand elles sont hypertrophiées par un processus inflammatoire chronique, peuvent provoquer la constipation et arrêter le rectoscope à environ 5 centimètres de l'anus. Aussi Gant et plusieurs auteurs américains ont-ils proposé la valvotomie, pratiquée à travers le rectoscope, comme moyen curateur de certaines coprostases.

Je n'insisterai pas sur l'aspect, d'ailleurs très variable, des rétrécissements *cicatriciels*, dont je n'ai vu que quelques exemples à la suite d'interventions chirurgicales, de blessures de guerre, et, dans un cas, à la suite d'une ulcération syphilitique chez un médecin atteint de syphilis maligne précoce, cas que j'ai observé avec le Dr Thiroloix.

J'ai vu aussi des rétrécissements que je n'ai su classer dans aucune des catégories actuellement admises. Ainsi, chez un vieillard (observé avec le Dr Bonamy), il existait, à quelques centimètres au-dessus de l'anus, un rétrécissement qui n'avait entraîné aucune modification de la muqueuse et qu'on pouvait comparer à un gros anneau élastique encerclant le rectum. Le rectoscope franchissait ce rétrécissement et donnait, à l'aller comme au retour, la sensation de ressaut.

En résumé, la rectoscopie, utile pour apprécier l'étendue des rétrécissements et pour faciliter certaines applications thérapeutiques, est indispensable pour le diagnostic des sténoses haut situées. Malheureusement, de même que les autres moyens d'investigation, elle n'apporte généralement qu'une faible contribution au diagnostic étiologique de la maladie.

ANOMALIES DE LONGUEUR ET DE LARGEUR

(Dolichocôlon, Mégacôlon et Mégarectum)

Dolichocôlon. — Habituellement, le côlon pelvien est court et se trouve accolé à la moitié gauche du bassin. On éprouve donc une certaine difficulté pour y faire pénétrer le rectoscope, le tube rectiligne s'adaptant mal aux courbures d'un segment intestinal qui est fixé contre un plan rigide. Au fur et à mesure que le côlon pelvien augmente de longueur, il devient plus mobile et ses flexuosités sont plus accessibles, si bien qu'une anse pelvi-iliaque anormalement longue se reconnaît à ce qu'elle prolonge la direction du rectum et à ce que le rectoscope peut y être enfoncé, pour ainsi dire à l'aveugle, jusqu'à la garde. Ces anses d'une longueur véritablement pathologique ne sont pas rares : Curschmann les relève 15 fois sur 233 autopsies d'adultes, et Konjetzny 7 fois sur 115 autopsies d'enfants. Le dolichocôlon nous intéresse cliniquement parce que, d'une part, il est exposé à se tordre et peut, de ce fait, provoquer des crises d'obstruction intestinale et que, d'autre part, lorsqu'une tumeur siège sur une anse longue, il est possible de l'atteindre au rectoscope, bien qu'à la palpation de l'abdomen elle paraisse située hors de la portée de l'instrument.

Mégacôlon. — Le mégacôlon, ou dilatation permanente du côlon, peut intéresser différents segments du gros intestin, mais se localise de préférence au côlon terminal. L'endoscopie n'a été pratiquée qu'un petit nombre de fois dans cette affection ; cependant il est incontestable qu'elle permet de poser le diagnostic plus aisément que tout autre procédé d'examen, car la dilatation du segment terminal de l'intestin est d'autant plus frappante, qu'à l'état normal son calibre dépasse à peine celui du sigmoïdoscope de 20 millimètres (voir fig. 21) et que ses parois s'appliquent l'une contre l'autre au lieu de rester largement béantes comme dans l'ampoule rectale. Ces dilatations s'observent toujours sur des anses anormalement longues.

J'ai eu l'occasion d'observer six cas de mégacôlon et deux fois j'ai posé le diagnostic de la maladie à l'aide du rectoscope. Toutes ces observations ont été publiées en détail dans un travail fait en collaboration avec le Dr Sorrel (*Arch. des mal. de l'app. dig.*, 1914). Voici, à titre d'exemple, le procès-verbal de l'examen rectoscopique de l'un de ces cas, où le mégacôlon était très accentué :

Jeune homme de dix-sept ans : mégacôlon avec constipation opiniâtre, distension gazeuse et crises d'occlusion intestinale.

A 8 centimètres, le rectoscope de 20 millimètres, dirigé horizontalement en avant et à droite, est arrêté par une très grande résistance. Il ne peut pas être enfoncé plus avant muni de son mandrin. L'éclairage du champ rectoscopique permet de découvrir la voie à suivre, en dirigeant l'instrument en avant et à gauche dans une sorte de coude formé par l'intestin. A 9^{em},5 on sent un brusque ressaut, qui semble dû à une sorte de valvule située sur la moitié gauche du champ rectoscopique, mais peu visible parce que l'ampoule rectale n'est pas distendue. Aussitôt ce ressaut franchi, on pénètre dans une large cavité d'où se dégage une odeur fétide et dans laquelle l'extrémité interne du rectoscope se déplace librement comme un battant dans sa cloche. L'instrument étant enfoncé à 17 centimètres, on peut faire décrire à son extrémité interne un arc de cercle dont la corde mesurerait 14 centimètres. L'instrument pénètre facilement jusqu'à 32 centimètres, sans l'aide de l'éclairage. La cavité est béante comme une sorte d'immense ampoule rectale... ; en retirant l'instrument, on a de nouveau, à $9^{cm},5$, la sensation de ressaut, et le rectum apparaît fermé et rempli de matières.

Mais à côté de ces dilatations classiques, à aspect monstrueux et à symptômes graves, il s'en place d'autres où les lésions sont réduites au minimum et les symptômes effacés. L'examen rectoscopique et l'examen

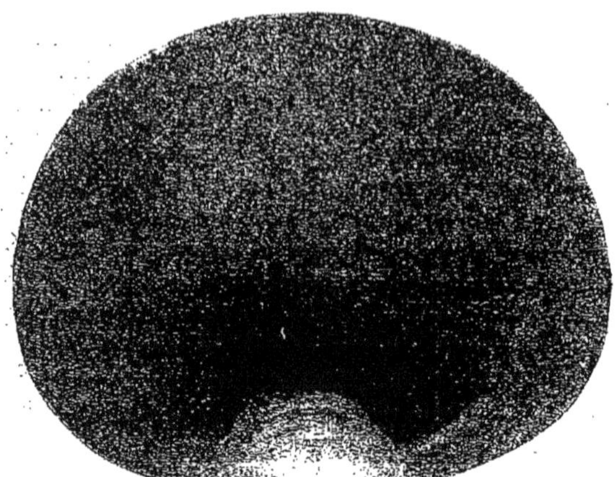
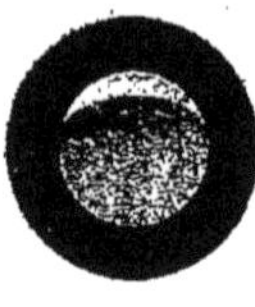

Fig. 21. —Mégacôlon. Anse sigmoïde dilatée comparée à une anse sigmoïde normale, à la même profondeur (17 centimètres).

radiologique nous ont fait connaître ces dilatations légères, et nous ont en même temps montré que la fréquence des mégacôlons est plus grande qu'on ne le pense habituellement; leur histoire devient comparable à celle de la dilatation dite idiopathique de l'œsophage, affection qui est loin de nous paraître exceptionnelle depuis que nous employons systématiquement les rayons X et l'œsophagoscope.

Un malade, âgé de quarante ans, atteint de dilatation légère, m'a été adressé à l'hôpital par M. Mauclaire. Il se plaignait d'écoulement glaireux, de ballonnement limité à la région abdominale avec douleurs vagues, et d'amaigrissement, symptômes qui firent porter le diagnostic de cancer du gros intestin. L'endoscopie prouva l'absence de cancer jusqu'à 33 centimètres au-dessus de l'anus, mais montra que le côlon terminal était dilaté aussi loin que pouvait s'étendre l'examen. Ce n'était pas la dilatation monstrueuse classique de la maladie d'Hirschsprung, mais une dilatation légère équivalant à environ trois fois le diamètre de l'endoscope de 20 millimètres.

Quatre fois, sur six cas de mégacôlon observés, j'ai trouvé, à 9 ou 10 centimètres au-dessus de l'anus, une valvule, une coudure offrant parfois une très grande résistance à la pénétration de l'instrument. Cette valvule se distinguait d'une façon absolue de celle qu'on trouve habituellement à l'entrée du côlon pelvien (valvule recto-sigmoïdienne à 11, 12 ou 13 centimètres de l'anus). Je ne saurais dire quelle était, dans chaque cas, la nature exacte de ces valvules (valvule vraie, coudure ou dépression causée par une bride extérieure); ce qui est certain, c'est que trois des malades, qui présentaient des valvules très nettes au rectoscope, ont été opérés ; or, une fois l'anse enlevée, on n'a trouvé chez eux ni valvule, ni bride, ni adhérence extérieure ayant pu déprimer la paroi intestinale.

Le rectoscope est donc venu éclairer dans une certaine mesure la pathogénie du mégacôlon, en montrant que, d'une part, il peut exister une valvule, vraie ou fausse, jouant le rôle d'obstacle mécanique, et que, d'autre part, il peut y avoir mégacôlon sans valvule. D'ailleurs, même si la présence d'une valvule était constante, la gêne mécanique qu'elle entraîne ne pourrait expliquer que la rétro-dilatation, mais non l'allongement de l'S iliaque, qui semble être le fait initial.

En résumé, le mégacôlon iliaque est caractérisé, au point de vue rectoscopique, par l'allongement et surtout par la dilatation de ce segment de l'intestin, et souvent aussi par la présence d'une valvule ou d'une coudure située à environ 8 ou 10 centimètres au-dessus de l'anus.

Mégarectum. — La participation du rectum à la dilatation du côlon est peut-être plus fréquente qu'on ne le croit ; cela tient à ce qu'aux opérations et aux autopsies de mégacôlon, la délimitation entre le rectum et l'S iliaque ne se fait pas avec une précision aussi rigoureuse que par l'examen rectoscopique. Chez deux de nos malades, atteints de mégacôlon, la poche commençait à environ 9 à 10 centimètres au-dessus de l'anus, alors que la limite supérieure du rectum est placée par les auteurs à 13 centimètres. Sans faire de recherches bibliographiques approfondies, nous avons pu relever 14 cas de mégacôlon dans lesquels une partie du rectum était comprise dans la dilatation.

Le professeur Bard (de Genève) a été le premier à attirer l'attention sur la dilatation isolée du rectum. Les deux cas de mégarectum qu'il rapporte ont été accompagnés d'une fréquence anormale des selles (pollakicoprose). Pour ma part, j'ai observé un seul cas de ce genre, chez un tuberculeux ne présentant pas de pollakicoprose et ayant un transit intestinal très rapide, d'après la constatation faite par l'épreuve du carmin.

Parmi les procédés employés pour apprécier la dilatation du rectum, la rectoscopie, jointe au toucher rectal, me paraît être l'un des meilleurs. L'examen radiologique avec lavement opaque est moins sûr : lorsqu'il y a un obstacle au delà du rectum, l'ampoule peut se laisser distendre au point de simuler un mégarectum ; d'autre part, malgré l'existence d'un mégarectum, le lavement opaque peut passer rapidement dans les segments sus-jacents sans distendre la cavité rectale. La rectoscopie pratiquée dans la position genu-pectorale montre la cavité rectale largement ouverte et permet de la mesurer avec assez de précision. Voici comment je procède : le rectoscope étant introduit jusqu'à 10 centimètres de l'anus, on fait toucher successivement à l'extrémité de l'instrument la paroi droite, puis la paroi gauche du rectum ; on mesure le chemin parcouru par l'autre extrémité du rectoscope et un calcul facile donne le diamètre horizontal de l'ampoule rectale. On procède de manière analogue dans le plan vertical, mais le résultat ainsi obtenu est moins exact à cause des courbures que présente le rectum ; on obtient de ce fait une section oblique au lieu d'une section droite de l'intestin. En procédant ainsi, nous avons obtenu chez notre malade une circonférence de 30 centimètres, alors que Quénu et Hartmann indiquent comme circonférence normale 8 à 16 centimètres.

ADÉNOMES ET POLYADÉNOMES

Adénomes (polypes). — La grande majorité des polypes du rectum et du côlon terminal est constituée par des adénomes ; d'autres tumeurs bénignes (lipomes, fibromes, myomes, lymphadénomes) tendent souvent à se péduculiser et à revêtir le type polype, mais elles sont trop exceptionnelles pour présenter un intérêt pratique. Deux fois, chez d'anciens syphilitiques, j'ai rencontré des masses fibreuses, polypiformes, de couleur jaunâtre; la figure 1 de la planche 9 reproduit un cas de ce genre, concernant un malade qui me fut adressé par le professeur Pierre Teissier.

Les adénomes, quoique de nature bénigne, peuvent occasionner des hémorragies assez abondantes pour anémier profondément le malade et sont une des causes les plus importantes des hémorragies intestinales chez l'enfant. L'hémorragie provient de la tumeur elle-même et non de la muqueuse voisine (Mocquot) ; de là, la nécessité de lier avec le plus grand soin le pédicule lorsqu'on fait l'ablation d'un de ces polypes. Les polypes produisent parfois aussi, et c'est là un fait moins connu, des diarrhées chroniques avec symptômes de catarrhe du gros intestin ; ils peuvent en outre subir la transformation cancéreuse. Il y a donc un réel intérêt à faire le diagnostic de ces tumeurs, diagnostic d'autant plus difficile que nous n'en connaissons pas de symptômes pathognomoniques.

On s'aperçoit parfois de la présence des polypes à leur expulsion par l'anus, mais c'est là une éventualité exceptionnelle. Les envies fréquentes d'aller à la selle, le ténesme, les selles muqueuses teintées de sang sont des symptômes trop vagues et peuvent n'exister que dans les polypes de la partie inférieure du rectum. Enfin, les polypes sont souvent inaccessibles au toucher, et, même accessibles, ils peuvent être pris pour des tumeurs malignes ou passer inaperçus à cause de leur consistance molle. Toutes ces incertitudes s'évanouissent à l'examen rectoscopique, qui montre soit de petits polypes isolés, soit une véritable polypose intestinale. De volume variable, les polypes sont sessiles ou pédiculés (fig. 22 et pl. 10, fig. 2) et ressemblent presque toujours à des groseilles rouges, ou même à de petites cerises ou de petites fraises. Leur surface, généralement intacte, est quelquefois ulcérée. Strauss insiste sur les dessins que l'on trouve à la surface des polypes solitaires, rappelant, selon lui, les inégalités d'une peau de crocodile, et qui peuvent aider le diagnostic rectoscopique dans les cas difficiles.

Il ne faut pas confondre avec les polypes les bourgeons charnus qui se forment sur des muqueuses enflammées, surtout au niveau des orifices fistuleux (fig. 23), sur les prolapsus ou invaginations de l'intestin. Celles-ci peuvent se produire dans n'importe quel segment du gros intestin, mais s'observent surtout au niveau de l'anse sigmoïde : cette dernière pénètre dans le rectum, elle le « télescope ». Ces sortes de hernies se reconnaissent à la présence d'une fente ou d'un orifice indiquant la lumière de l'intestin (voir pl. 9, fig. 2); si on ne réussit pas à mettre cette lumière en évidence, il faut demander au malade de respirer profondément et, au besoin, avoir recours à l'insufflation. Une erreur qu'il importe davantage d'éviter est celle qui consiste à prendre un néoplasme pédiculé pour un polype bénin. Albu dit avoir vu plus de cas de néoplasmes de cette sorte que de polypes bénins et cite huit observations personnelles. Pour ma part, j'ai vu avec le Dr Pauchet un malade chez lequel il ne fut possible de faire le diagnostic qu'après un examen histologique approfondi (voir pl. 9, fig. 3) ; la rectoscopie, une laparotomie exploratrice et même l'examen macroscopique de la tumeur après extirpation, nous laissèrent dans le doute. Je reviendrai d'ailleurs, au chapitre du cancer, sur le diagnostic différentiel des polypes bénins et malins.

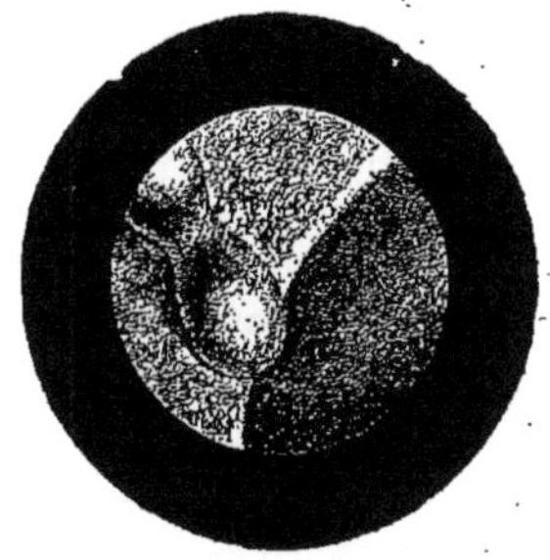

Fig. 22. — Polype rectal à 9 centimètres au-dessus de l'anus.

Les tumeurs mélaniques du rectum sont souvent polypiformes et pédiculées. Elles se distinguent des adénomes par leur coloration mélanique caractéristique. Cependant, quand, à la suite d'hémorragies, la surface des polypes simples est infiltrée de sang, qui la colore en noir, le diagnostic reste impossible sans le secours de l'histologie.

Seul l'examen histologique peut donc parfois trancher la difficulté de diagnostic entre les polypes et les néoplasmes pédiculés ; il indique s'il s'agit d'un polype malin primitif ; parfois même, il peut montrer si l'on est en présence d'un polype bénin ayant subi la dégénérescence cancéreuse.

Polyadénomes *(polypose intestinale)*. — « On a publié en France peu d'observations de polypose intestinale, ce qui, à tort, a conduit à conclure de la rareté de la maladie ». Cette réflexion que Horand faisait en 1897 est encore plus justifiée aujourd'hui

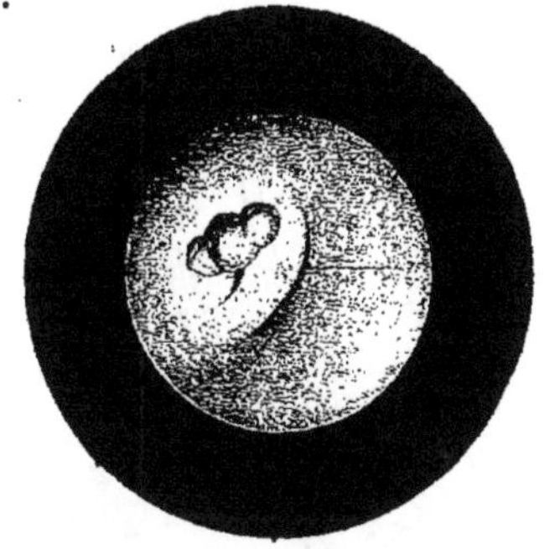

Fig. 23. — Bourgeon charnu situé au niveau de l'orifice d'une fistule prostatique.

où, grâce à l'endoscopie, on découvre des polypes qui seraient passés inaperçus autrefois.

L'affection peut rester longtemps latente, les polypes n'étant souvent découverts que par hasard. Généralement, elle se traduit par trois symptômes principaux : diarrhée, hémorragies et phénomènes douloureux. Chez l'adulte, la maladie évolue d'abord comme une colite, en aboutissant souvent au cancer ; quant à l'enfant, il présente des signes d'anémie profonde, parfois accompagnée d'œdème des téguments et de diminution des urines.

L'importance de la rectoscopie pour le diagnostic de la polypose tient à ce que cette affection a pour siège de prédilection les portions les plus inférieures du gros intestin. Quand la polypose est généralisée à la totalité de l'intestin, c'est presque toujours le rectum qui contient le plus de polypes, et lorsqu'on a pu suivre l'évolution de la maladie, on a vu qu'elle débutait ordinairement par le rectum pour suivre ultérieurement une marche ascendante (Quénu et Hartmann).

A l'inspection, les polypes, sessiles ou pédiculés, se présentent sous des formes diverses et de volume très variable, allant de la grosseur d'un grain de chènevis à celle d'un marron ; leur couleur varie du rouge foncé au rouge vif ; leur surface est souvent recouverte d'un mucus adhérent ; tantôt ils sont groupés en plus ou moins grand nombre, quelquefois sous forme de grappes laissant entre elles des espaces de muqueuse saine ; tantôt ils germent sur toute la surface de la muqueuse, comme la semence jetée à la volée sur un champ. La muqueuse intermédiaire aux polypes est généralement enflammée ou même ulcérée (Lynch et Mc Farland, Mc Whorter). Malgré l'abondance et la grosseur des tumeurs, le rectoscope parvient à pénétrer assez aisément, mais il atteint rarement la limite supérieure de l'implantation des polypes. Pour connaître exactement cette limite, qui intéresse au premier chef le chirurgien, c'est plutôt à la radiographie qu'à l'endoscopie qu'il faut s'adresser, ainsi que je l'ai montré avec mon élève M. Constantin.

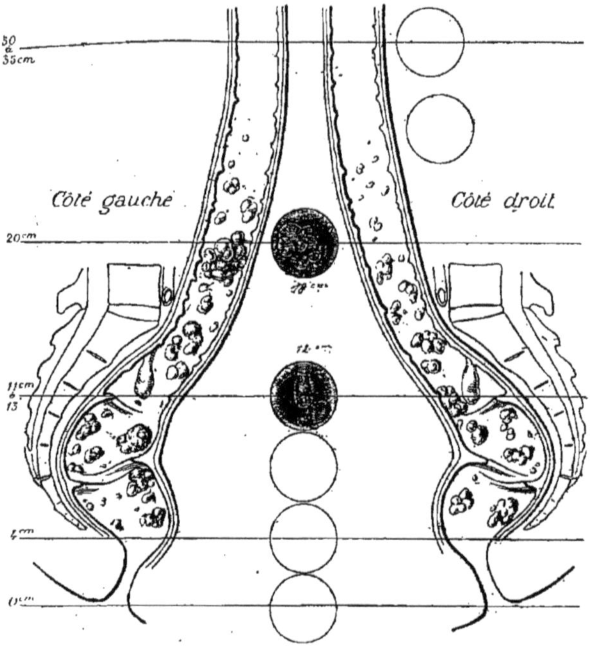

La polypose a un aspect tellement caractéristique qu'il n'est guère possible de la confondre avec les végétations polypiformes qu'on observe dans les états inflammatoires graves tels que la dysenterie. Tout au plus pourrait-elle être confondue avec les lésions recto-coliques de la bilharziose. MM. Courtois-Suffit, Louis Géry et Paul Jacquet ont rapporté à la Société médicale des hôpitaux (séance du 10 mai 1912) un cas de ce genre, où les lésions occupaient la région recto-sigmoïdienne sur une hauteur d'une douzaine de centimètres, mais avaient respecté le canal anal et l'ampoule rectale. Les figures jointes à ce travail montrent l'aspect de cette curieuse affection.

Fig. 24. — Diagramme destiné à inscrire le siège et l'aspect des lésions relevées au cours de l'examen. Celui-ci représente la disposition des tumeurs d'un cas de polypose observé chez une jeune fille de seize ans.

Une fois le diagnostic posé, le rectoscope peut encore être utile pour dépister la transformation cancéreuse des polypes ; cette éventualité est fréquente : Versé l'a notée 22 fois sur 57 cas de polypose et Soper l'a relevée dans 43 p. 100 des cas ; il considère que la dégénérescence cancéreuse est plus fréquente dans le rectum que dans le côlon. Le polype perd alors sa surface régulière, il devient plus dur et saigne au moindre attouchement. Tous ces caractères peuvent être insuffisants, seul l'examen histologique est capable de trancher la question, mais c'est encore au rectoscope que nous nous adresserons pour prélever les fragments nécessaires à cet examen.

On est à peu près désarmé contre cette affection, qui ne peut être traitée que par la résection des segments malades. Avec M. Constantin, j'ai proposé la seule thérapeutique médicale donnant quelque résultat, à savoir les applications de radium : ce traitement fait disparaître les hémorragies, diminue les phénomènes catarrhaux et amène le flétrissement des tumeurs. Les tubes de radium ne peuvent être placés qu'à l'aide du rectoscope.

En résumé, dans la polypose intestinale, la rectoscopie a une triple utilité : elle permet de reconnaître la maladie, d'en surprendre les complications et d'appliquer le seul traitement médical qui, jusqu'à maintenant, ait donné des résultats.

Voici, à titre documentaire, l'examen rectoscopique d'un cas de polypose intestinale (fig. 24, et pl. 11, fig. 1) observé chez une jeune fille de seize ans, présentant des hémorragies, des selles glaireuses et des douleurs abdominales.

Depuis le cinquième jusqu'au vingtième centimètre, toute la muqueuse est occupée par une flore de petites tumeurs polypées : la plupart pédiculées, quelques-unes sessiles ; parfois isolées dans la lumière du canal, parfois groupées par deux ou trois ou même en grappes. Bien qu'elles remplissent presque toute la cavité rectale, elles ne s'opposent pas à la pénétration d'un rectoscope de 20 millimètres de diamètre. A partir du vingtième centimètre, les tumeurs semblent devenir plus rares. Elles sont rouge vif, lisses et brillantes, de consistance plutôt molle, et ne saignent pas au simple attouchement. Leur volume varie de la grosseur d'un petit pois à celle d'une cerise ou même d'une noix ; leur surface est recouverte d'un mucus épais. La muqueuse qui sépare les polypes est congestionnée, mais non hémorragique.

L'examen radiographique montre, au niveau du rectum et de la plus grande partie de l'S iliaque, un aspect lacunaire très particulier, tel qu'on ne le voit dans aucune autre affection.

On fait quatre applications intrarectales de radium. Dès la première, les hémorragies et les glaires disparaissent complètement ; seules, les douleurs se reproduisent de temps à autre. De nouveaux examens rectoscopiques montrent des polypes diminués de volume, pâles et comme flétris.

Un autre malade atteint de polypose intestinale, qui nous est adressé par le Dr du Bouchet, diffère cliniquement du cas précédent. Le malade ne souffre pendant huit ans que de diarrhée et de coliques. A la longue, une des tumeurs, située à la partie supérieure de l'S iliaque, subit la dégénérescence cancéreuse et occasionne une crise d'occlusion intestinale. Au point du vue rectoscopique, (voir pl. 11, fig. 2), cette observation se distingue de la première par l'absence de tumeur dans la partie inférieure du rectum et de l'ampoule ; les polypes ne sont accessibles qu'au rectoscope.

TUMEURS VILLEUSES

Les tumeurs villeuses sont constituées par des papilles ou des franges, droites ou ramifiées, plus ou moins fusionnées à leur base, ce qui les rend comparables à des algues. Elles sécrètent une substance glaireuse analogue au blanc d'œuf et l'écoulement muqueux qui traduit cette sécrétion est un des principaux symptômes dont se plaignent les malades. Cette sécrétion gluante explique les deux aspects sous lesquels se présente, au rectoscope, la tumeur villeuse ; je ne les ai trouvés signalés dans aucun ouvrage. Lorsque les malades examinés n'ont pas pris de lavement au préalable, ou n'ont pas eu d'évacuation glaireuse abondante, les franges demeurent collées les unes contre les autres et la tumeur se présente sous l'aspect d'un bloc gélatineux blanchâtre, dont la surface est presque lisse, à peine lobulée. Mais si les malades viennent d'aller à la selle et surtout si un lavage intestinal a débarrassé la tumeur de sa couche glaireuse, les franges sont séparées les unes des autres et la tumeur présente alors la forme d'une tumeur en grappe ou d'une plante arborescente, à teinte rose et non plus blanchâtre (voir pl. 12, fig. 1 et 2).

Les tumeurs villeuses sont presque toujours bas situées, très mobiles, de consistance molle, et se laissent facilement repousser par le rectoscope au-devant duquel elles glissent. La muqueuse sur laquelle elles reposent est souple ; ceci tient à ce qu'elles sont superficielles et n'envahissent pas les tuniques profondes de la paroi intestinale.

Dans les deux cas que j'ai observés (*Soc. méd. des hôp.*, avril 1919), la rectoscopie a été très utile en permettant d'affirmer que les tumeurs n'étaient pas cancéreuses. Voici le résumé d'une de ces observations :

L..., quarante ans, cultivateur, s'aperçoit, dès l'enfance, qu'en allant à la selle il perd du sang et que de temps à autre un polype fait saillie par l'anus. Jusqu'à ces dernières années, ni constipation, ni diarrhée, mais, depuis, constipation et souvent matières enrobées de glaires ; exceptionnellement, il expulse des glaires seules ou même de petites tumeurs qu'il compare au frai de grenouille. Malgré un bon état général, il s'inquiète de ces phénomènes rectaux, surtout depuis qu'il a été mobilisé. Il consulte plusieurs médecins qui font successivement le diagnostic d'hémorroïdes, de prolapsus rectal et finalement de tumeur maligne du rectum, affection pour laquelle il est réformé au mois d'octobre 1916. Au toucher rectal (8 novembre 1916), dès qu'on a franchi le sphincter anal, la pulpe du doigt rencontre une masse visqueuse impossible à délimiter au toucher, et l'on comprend très bien la comparaison que fait le malade de son polype avec du frai de grenouille. A l'examen rectoscopique, on voit immédiatement au-dessus de l'anus une tumeur grosse comme une mandarine remplissant toute la lumière d'un rectoscope de 25 millimètres ; sa surface est parcourue par des sillons qui lui donnent l'aspect d'une cervelle ; sa teinte est rose translucide avec des points plus rouges ; par endroits, il y a même de petites hémorragies ; elle est recouverte de mucus adhérent et, lorsqu'on l'a débarrassée de ce mucus, la tumeur perd cet aspect de plaque gélatineuse et on voit apparaître un nombre considérable de villosités d'une teinte rose plus foncée que celle qu'elle présentait avant le nettoyage. Le professeur Hartmann opère le malade et trouve une tumeur villeuse circulaire, s'insérant, à environ 3 centimètres au-dessus du sphincter, sur une bande de muqueuse de 1 centimètre de hauteur ; il a été impossible de trouver le moindre pont de muqueuse saine. On fait une résection circulaire de la muqueuse. Nous revoyons le malade guéri deux ans et demi après l'opération.

CANCER

L'endoscopie prend toute sa valeur dans la recherche des cancers procto-sigmoïdiens. Grâce à elle, il est possible d'établir un diagnostic précoce et de faire intervenir le chirurgien en temps utile. Des statistiques récentes montrent, en effet, que les opérations pratiquées à temps permettent de sauver un malade sur cinq.

En ce qui concerne mon expérience personnelle, je peux dire sans grande exagération qu'il ne se passe guère de quinzaine où, tant dans mon service hospitalier que dans ma clientèle privée, le toucher ou le rectoscope ne me révèle l'existence d'un cancer jusque-là ignoré, ou ne me permette de rectifier un diagnostic de cancer porté là où il n'y avait qu'une affection bénigne.

Cette seconde sorte d'erreur, pour s'être montrée moins fréquemment que la première, ne m'en a pas moins fourni des exemples saisissants, notamment ceux de malades atteints de dysenterie qu'on soignait pour des cancers (1), ou des militaires réformés comme cancéreux alors qu'ils n'étaient que porteurs d'une tumeur bénigne du rectum ; bien des fois, j'ai vu des malades exsangues, considérés comme atteints de cancer, alors que des hémorroïdes seules étaient la cause de leur état. On m'a demandé aussi de rechercher des cancers chez des malades atteints de tuberculose (voir page 40), de tabes (2). Mais l'erreur inverse, qui consiste à méconnaître un cancer, est infiniment plus fréquente, et il n'est pas de médecins s'occupant spécialement des voies digestives qui ne soient impressionnés par le nombre des cancers recto-sigmoïdiens totalement ignorés ou méconnus.

Cliniquement, les affections qui ont été confondues le plus souvent avec le cancer sont les hémorroïdes et l'entéro-colite muco-membraneuse. En laissant de côté les malades que j'ai observés à l'hôpital et qui n'ont pu être suivis, je peux réunir en l'espace de cinq années, dans ma clientèle privée, 16 cas d'entéro-colite pris pour des cancers. Les malades que j'ai eus à examiner avaient été soumis à des régimes sévères (cure de féculents du Dr Combe, traitement du Dr Tissier), les uns avaient été envoyés dans des sanatoria suisses, d'autres dans des stations thermales telles que Châtel-Guyon, Plombières ou Vichy. Les erreurs avaient été commises par des médecins des plus distingués et dans un seul cas par un chirurgien. Il semble que, par leur orientation professionnelle, les chirurgiens, plus que les médecins, aient l'attention en éveil sur la difficulté du diagnostic du cancer recto-colique. Loin de moi la pensée de faire grief à des confrères d'une erreur que j'ai moi-même commise et qui m'a précisément amené à m'occuper de rectoscopie.

(1) J'ai vu survenir un cancer après la dysenterie chez un homme d'une trentaine d'années.

(2) Dans une de ces observations, j'ai été frappé par la grande anesthésie de la région anale au moment de l'introduction de l'appareil et par l'état de la muqueuse qui était sèche, rouge violacé et toute plissée. Cet aspect, déjà rencontré chez un des malades précédents, me mit sur la voie du diagnostic.

Les erreurs de diagnostic concernant le cancer sont si fréquentes, qu'il n'est pas superflu d'en rappeler les causes principales avant de parler de l'endoscopie proprement dite. Ces causes peuvent être groupées en trois catégories, suivant qu'elles dépendent de l'âge et de l'aspect du malade, ou des symptômes de la maladie, ou enfin d'un examen médical incomplet.

Le médecin ne doit pas s'arrêter à l'*âge* du patient, puisque les exemples de cancer chez des personnes jeunes sont fréquents : Quénu et Hartmann ont observé des cancers du rectum chez des malades de vingt et un, vingt-huit, trente ans ; Gant chez des malades âgés de moins de dix-huit ans. J'ai moi-même observé un cancer du rectum chez une jeune fille de dix-neuf ans.

L'*état général* n'est pas forcément touché et pendant longtemps la santé reste si florissante qu'on n'ose songer à l'existence d'un néoplasme. Le sujet conserve un bon appétit, ne perd pas de poids et quelquefois même engraisse lorsqu'on le suralimente.

Dans un second groupe de faits, les erreurs de diagnostic résultent des symptômes prédominants que présente le malade. Rien n'est cliniquement plus obscur que la période de début du cancer recto-colique (Quénu et Hartmann). Tant que le cancer est limité à une portion de la circonférence intestinale, les symptômes peuvent en être absolument latents, et induire en erreur même les esprits les plus prévenus.

Le plus souvent, cependant, il existe des manifestations cliniques, mais *ces signes n'attirent pas l'attention sur la portion terminale du gros intestin*. On a, en effet, une trop grande tendance à croire que les malades atteints de cancer doivent forcément présenter des symptômes procto-sigmoïdiens. Ils viennent consulter pour des troubles variés de la défécation : les uns souffrent de constipation, d'autres se plaignent de diarrhée et on a d'autant moins l'idée d'examiner le rectum et l'S iliaque qu'en même temps ces sujets localisent leurs troubles dans la partie supérieure de l'abdomen : ils se plaignent d'être ballonnés, d'avoir des gaz parcourant constamment les anses intestinales, de ressentir des douleurs péri-ombilicales ; d'autres souffrent dans les aines, tel un malade que nous avons vu avec le Dr Veillon et qui avait été soigné comme rhumatisant. On attribue d'autant plus facilement au nervosisme les phénomènes observés que les troubles de la partie terminale de l'intestin rendent toujours les malades irritables, hypocondriaques et quelquefois leur retirent le sommeil.

Mais même quand il y a des *symptômes qui attirent l'attention sur le rectum*, il s'en faut qu'on observe à la fois tous les symptômes classiques de cancer : ténesme, hémorragies, écoulements glaireux, douleurs ; un seul de ces symptômes existe parfois et souvent d'une façon intermittente. Ainsi, le ténesme peut être à peine ébauché. L'un de nos malades avait tous les jours des selles régulières, mais il gardait toujours l'impression de ne pas s'être suffisamment « vidé », suivant sa propre expression. Un autre avait seulement une ou deux fausses envies dans les vingt-quatre heures, qui ne s'accompagnaient d'aucune expulsion de glaires, mais ces fausses envies ne survenaient jamais qu'après une selle normale. Enfin, un troisième malade avait de temps à autre, le matin, une envie d'aller à la selle qui n'aboutissait qu'à l'expulsion d'un peu de liquide noirâtre ; quelques instants après, selle glaireuse, puis une troisième envie, enfin suivie d'une selle normale.

Les matières expulsées par ces fréquentes envies ne présentent pas toujours les caractères classiques d'éjaculation de muco-pus, tantôt seul, tantôt mélangé de sang. A côté de ces fausses diarrhées, ne cédant ni au régime ni aux médicaments, on peut voir des malades rendant de véritables matières diarrhéiques ; ce fut le cas chez une de nos malades, présentant un néoplasme sphacélé occupant le côté latéral gauche du rectum, à 10 centimètres au-dessus de l'anus.

La troisième cause d'erreur provient quelquefois de l'examen incomplet fait par le médecin. Tantôt celui-ci s'est abstenu de tout examen local ; tantôt, en examinant la région anale et trouvant des hémorroïdes ou des fissures, il a attribué tous les symptômes observés à ces lésions, comme si elles ne pouvaient pas coexister avec un cancer de l'intestin ; tantôt enfin, il s'est contenté du toucher rectal en négligeant la sigmoïdoscopie, bien que *dans 35 p. 100 des cas* (Gant) *le cancer occupe l'anse sigmoïde ou la partie supérieure du rectum, c'est-à-dire une région inaccessible au toucher*.

Si précieux que soit le toucher pour tous les cancers accessibles au doigt (jusqu'à 8 ou 10 centimètres au-dessus de l'anus), il n'est pas à l'abri de causes d'erreur, par exemple dans certaines procto-sigmoïdites graves, dans des ulcérations dysentériques, tuberculeuses, etc. Friedrich cite deux cas de cancer du rectum remarquables par leur consistance molle et qu'au toucher on eût pris pour de simples polypes. D'autre part, toute tumeur de consistance dure n'est pas forcément un cancer, et on a cité des cas d'inflammation chronique qui donnent lieu à une induration de la muqueuse pouvant prêter à confusion.

Toutes ces considérations montrent la valeur de l'endoscopie, grâce à laquelle il n'est pas de cancers qui soient reconnus aussi facilement et avec autant de sûreté que le cancer procto-sigmoïdien. On ne saurait cependant méconnaître qu'à côté des cas où ce mode d'examen rend le diagnostic évident, il en est d'autres dont la recherche endoscopique est malaisée et le diagnostic moins certain.

I. — CAS OÙ L'EXAMEN ENDOSCOPIQUE IMPOSE LE DIAGNOSTIC

Quand l'instrument arrive aisément au contact de la tumeur, la couleur, la consistance et la forme de celle-ci font immédiatement poser le diagnostic. Le cancer habituel, typique, c'est le cancer *végétant* ou *ulcéro-végétant* (voir fig. 25

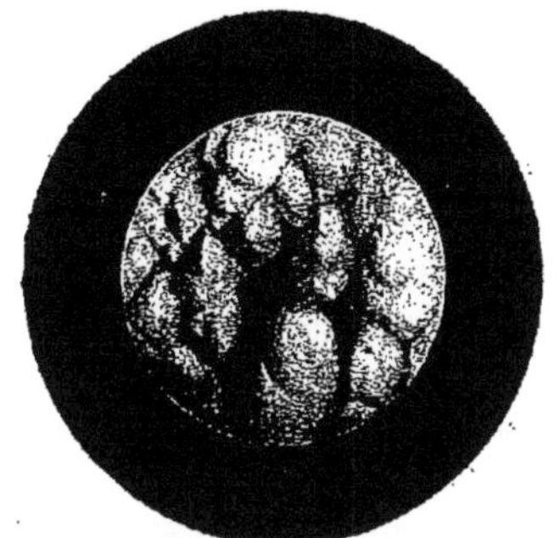

Fig. 25. — Cancer ulcéro-végétant de l'entrée de l'S iliaque.

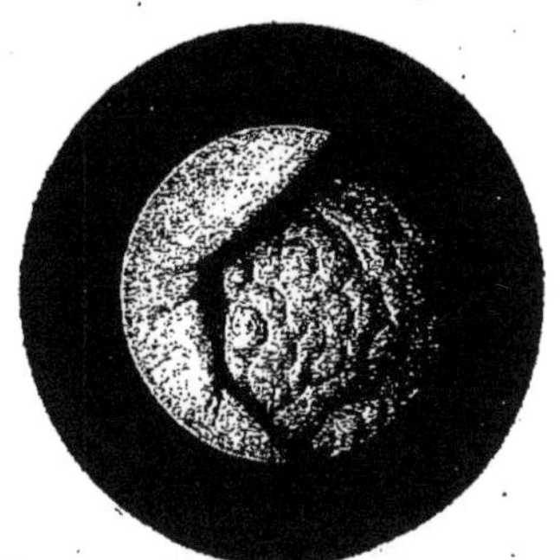

Fig. 26. — Cancer végétant de la région ampullaire.

et 26, et pl. 13, fig. 1) qui rappelle l'aspect en chou-fleur du col de l'utérus. Il se reconnaît aux caractères suivants :

1° Il forme une masse rouge, bien délimitée, tranchant sur la muqueuse avoisinante, qui a conservé sa coloration rose normale ;

2° Il saigne spontanément et chaque fois qu'on le touche. Mais, tandis qu'une ulcération banale ou une petite plaie traumatique peut être détergée par un simple tamponnement, ici le suintement persiste et les tampons successivement introduits sont retirés imprégnés de sang ;

3° Il est de consistance dure, ce dont on se rend compte en le touchant à l'aide d'une sonde ou du rectoscope lui-même. La sensation que donne le grattage de la muqueuse à l'aide d'un instrument métallique est bien spéciale et diffère de celle que l'on a dans les procto-sigmoïdites tuberculeuses ou dysentériques ; le bruit produit rappelle le crissement de la neige sous les pas. Dans les procto-sigmoïdites, on a l'impression que la muqueuse glisse sur un plan induré, cartilagineux : sensation que ne donne pas le cancer ;

4° Il arrête l'instrument dans sa progression, et la résistance qu'il oppose est telle qu'il est impossible d'aller au delà de la tumeur, à moins qu'il ne s'agisse d'un cancer de petit volume ou d'un cancer même volumineux situé sur un segment intestinal dilaté ou logé dans la concavité du sacrum. Les infiltrations des couches profondes, dans les recto-colites, s'opposent également à la pénétration du rectoscope, mais d'une façon moins absolue que dans le cancer.

Le cancer du rectum et celui de l'S iliaque offrent entre eux de légers caractères distinctifs. Dans le cancer de l'S iliaque, les végétations, en général de petit volume, sont recouvertes de pus et de mucosités sanguinolentes, souvent de masses saillantes polypiformes qui obstruent la lumière de l'intestin. Le cancer du rectum a généralement une consistance plus solide et des végétations plus grosses (pl. 14, fig. 1 et 2).

II. — CAS OÙ L'EXAMEN ENDOSCOPIQUE N'IMPOSE PAS LE DIAGNOSTIC

Les difficultés que l'on est exposé à rencontrer sont de trois ordres : tantôt elles résident dans le fait que la tumeur se trouve masquée par des matières fécales ou purulentes, ou par des replis de la muqueuse ; tantôt elles proviennent de la coexistence du cancer avec une autre affection du rectum ; tantôt, enfin, elles tiennent à l'aspect inhabituel de la tumeur (ulcération cancéreuse, cancer infiltré, tumeur bénigne dégénérée).

Les cancers sphacélés sont quelquefois couverts d'une couche épaisse de matières diarrhéiques qu'on a la plus grande difficulté à déterger. Il m'est arrivé deux fois de diagnostiquer un néoplasme de ce genre, qui avait échappé à un autre observateur parce que le nettoyage de l'intestin, difficile en l'occurrence, n'avait pas été poursuivi avec assez d'insistance. Il faut donc, au cours d'une rectoscopie, se garder de négliger l'examen des endroits où les matières adhèrent si intimement. Chez un malade examiné avec les Drs Launay et Radiguet, la tumeur était masquée par du pus. On avait pensé à l'appendicite pelvienne et ce diagnostic sembla confirmé par le premier examen rectoscopique, au cours duquel le pus s'écoula en abondance par le rectoscope ; mais un second examen pratiqué dans la même séance, après avoir laissé au pus le temps de s'écouler, permit de constater qu'il s'agissait en réalité d'un abcès formé autour d'un cancer du rectum.

D'autres fois, c'est une valve ou des replis de la muqueuse qui dissimulent le néoplasme, ainsi qu'il est fréquent chez les vieillards et chez les obèses à tissus flasques ; c'est alors que l'insufflation intervient utilement pour déceler le cancer que l'on soupçonne. Quelquefois, il suffit aussi d'examiner le patient dans une autre position ou de pratiquer une rectoscopie à un autre moment, la situation de l'intestin pouvant varier d'un examen à l'autre.

Dans une deuxième catégorie de faits, la difficulté du diagnostic tient à ce que le cancer coïncide avec une autre affection du rectum. Lorsque, par exemple, le rectoscope découvre des hémorroïdes, une fistule, un polype bénin, etc., on est tenté d'attribuer à ces lésions tous les symptômes observés. Le cas le plus embarrassant que j'aie eu dans cet ordre d'idées concernait un militaire présentant à la fois des lésions dysentériques et un cancer,

La petitesse de la tumeur ou son aspect inhabituel constitue la troisième cause d'erreur.

Il m'est arrivé deux fois de découvrir à un second examen un cancer qui m'avait échappé à la première inspection : l'un atteignait à peine la grosseur d'une noisette, l'autre les dimensions d'une pièce de deux francs. Quand on rencontre des tumeurs si minimes, il faut bien s'assurer qu'il ne s'agit pas là de greffes d'une tumeur plus volumineuse située au-dessus. Le cancer peut encore prêter à confusion quand, au lieu de présenter la forme ulcéro-végétante habituelle, il revêt l'aspect d'un ulcère pur, d'une plaque dure infiltrée dans la paroi ou d'une tumeur pédiculée.

1º *Cancer ulcéré pur.* — Dans ces cas, le rectoscope ne découvre dans la paroi qu'une ulcération à fond régulier, à bord nettement découpé ; presque toujours ce bord est dur, légèrement saillant. Cette dureté spéciale du bord, la tendance aux hémorragies, le fait que l'ulcération est unique, sont autant de raisons qui distinguent le cancer ulcéré des ulcérations tuberculeuses, dysentériques, etc. Je n'ai rencontré qu'une seule fois un cancer ulcéré pur, que j'ai fait reproduire dans la figure ci-contre (fig. 27).

2º *Cancer infiltré.* — Il peut être primitif ou secondaire. Le cancer infiltré *primitif* ne forme pas de tumeur saillante et ne rappelle en rien la forme et l'aspect du précédent. Il est caractérisé par une sorte de plaque dure, enchâssée dans la

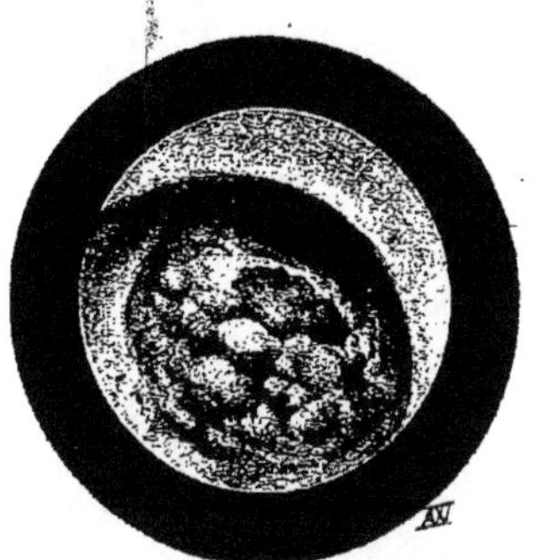

Fig. 27. — Cancer du rectum, forme ulcérée.

paroi, par un simple épaississement de la muqueuse, sans ulcérations ni végétations et ne donnant généralement pas lieu à des hémorragies ; sa couleur est rouge violacé. Les plis de la muqueuse sont tantôt effacés, tantôt exagérés. Dans ce dernier cas, les gros plis ressemblent tout à fait à ceux d'une muqueuse œdématiée (fig. 28). Ce qui distingue la dégénérescence cancéreuse de l'œdème simple, c'est la dureté spéciale des tissus, tellement accusée que l'on sent l'extrémité du tube buter contre eux ; souvent, quand on fait basculer le rectoscope, on a une sensation de soubresaut tout à fait caractéristique du cancer. Ces infiltrations cancéreuses ne sont le plus souvent que le prolongement d'une tumeur ulcéro-végétante située au-dessus et que le rectoscope ne peut atteindre. On soupçonnera quand même le cancer derrière ces tissus qui ont perdu leur souplesse, si l'on voit sourdre un liquide séro-purulent ou hémorragique, ou si le tampon qu'on aura pu faire passer au delà du bourrelet est retiré imprégné de sang. Parfois, un rectoscope de plus petit calibre permettra d'atteindre la partie ulcérée ou végétante.

Le cancer infiltré expose fréquemment à des erreurs de diagnostic : les débutants, arrêtés par un coude de l'intestin ou des plis de la muqueuse qu'ils ne peuvent franchir, croient à une infiltration cancéreuse là où il n'existe aucune lésion ; plus fréquente est l'erreur inverse, qui consiste à prendre pour des rétrécissements bénins ces cancers infiltrés. On ne doit donc porter le diagnostic de rétrécissement simple qu'avec beaucoup de circonspection, surtout au niveau de l'S iliaque où les infiltrations cancéreuses sont le plus fréquentes.

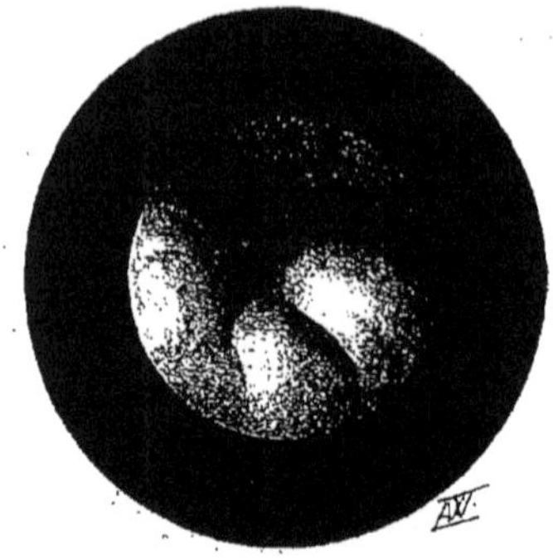

Cancer infiltré secondaire. — Chez une malade, opérée d'une tumeur kystique de l'ovaire, un an auparavant, par le professeur Hartmann, j'ai trouvé, à 13 ou 14 centimètres au-dessus de l'anus, un cancer annulaire infiltré qui m'avait fait croire à un rétrécissement fibreux simple : il n'y avait aucune saillie néoplasique dans la cavité intestinale, mais j'ai pu faire le diagnostic par la sensation spéciale que donnait le grattage de la tumeur et par la couleur des tissus malades qui contrastait avec celle de la muqueuse avoisinante. Les anamnestiques sont en pareil cas d'une grande utilité.

Fig. 28.— Cancer du rectum, forme infiltrée.

Le *cancer métastatique du rectum* (voir fig. 29), qui revêt également la forme infiltrée, est le plus souvent secondaire à un cancer de l'estomac ; il siège à 5, 6, 8 centimètres au-dessus de l'anus et est accessible au toucher ; quelquefois, cependant, il se trouve à la limite du rectum et du côlon terminal et ne peut alors être atteint que par le rectoscope. Il se présente, comme j'ai eu l'occasion de l'observer, sous la forme d'une saillie occupant la paroi antérieure, recouverte par une muqueuse intacte, glissant sur les parties profondes, et ne présente ni œdème, ni ulcérations, ni végétations cancéreuses. Malgré ces caractères qui le distinguent du cancer primitif, la confusion a été faite et l'on a extirpé

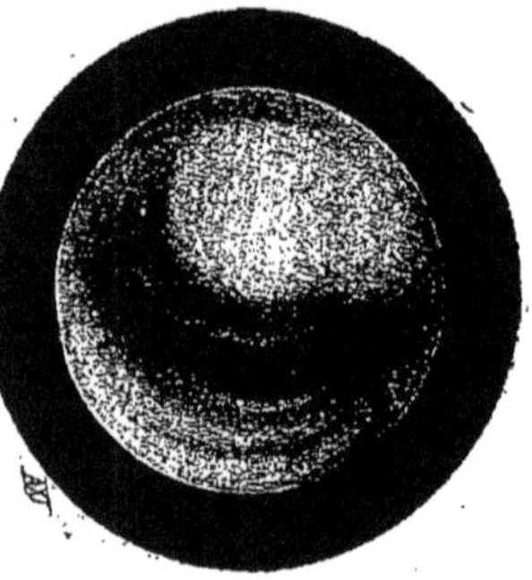

Fig. 29. — Cancer du rectum, forme métastatique.

des cancers secondaires, croyant enlever des cancers primitifs. Au point de vue séméiologique, la métastase rectale a la même valeur que certaines métastases ganglionnaires : sa constatation confirme l'existence d'un cancer de l'estomac soupçonné seulement. Elle a même une portée plus précise encore, puisqu'elle indique avec beaucoup de probabilité la présence de tumeurs multiples étagées le long du tractus intestinal et qu'elle révèle le plus souvent une linite plastique cancéreuse étendue à tout l'organe ou limitée à la région pylorique (Bensaude).

3° *Cancer pédiculé.* — Il existe des néoplasmes volumineux infiltrant la paroi intestinale, mais dont le rectoscope ne peut découvrir qu'une végétation polypiforme, le reste étant caché par une valvule ou une coudure de l'intestin. En répétant les examens dans des positions différentes, en s'aidant de l'insufflation et de l'exploration avec la sonde métallique, on parvient habituellement à se rendre compte que la végétation visible ne constitue qu'une portion d'une tumeur plus étendue. On évitera ainsi de confondre ces végétations polypiformes (voir pl. 13, fig. 2) avec des polypes bénins.

La difficulté est beaucoup plus grande quand il s'agit de polypes malins primitifs, s'insérant sur la paroi de l'intestin par un mince pédicule, ou de polypes bénins ayant subi la dégénérescence cancéreuse. Toutes les néoplasies bénignes du rectum, telles qu'un adénome, un papillome, une tumeur villeuse, peuvent subir la dégénérescence cancéreuse. Quand une partie de la tumeur est ulcérée, végétante et saigne facilement, le diagnostic endoscopique est aisé, mais; tant qu'elle conserve son aspect bénin, le diagnostic n'est possible qu'après biopsie et examen histologique du fragment prélevé. Souvent même, il est nécessaire de répéter plusieurs fois ces examens pour atteindre la partie dégénérée, qui peut rester limitée à la profondeur sans atteindre la surface.

Le Dr Pauchet m'a adressé, au mois d'août 1917, un homme de cinquante ans, vigoureux, qui, un an auparavant, avait été brusquement pris d'une abondante perte de sang rouge, sans que rien en pût expliquer l'origine. Un de nos maîtres en pathologie digestive songe d'abord à un ulcus du duodénum, mais, comme le malade n'accuse pas le moindre trouble gastro-intestinal et qu'on trouve au toucher rectal des hémorroïdes, on s'arrête à ce diagnostic. Onze mois après, nouvelle hémorragie, mais moins abondante, et toujours sans symptôme concomitant. La rectoscopie me fait découvrir, à 10 centimètres de l'anus, un polype pédiculé du volume d'une noix, à surface régulière, non ulcéré, ne saignant pas à l'attouchement, mais assez dur au toucher ; tout autour du pédicule, la muqueuse est souple, non infiltrée (pl. 9, fig. 3). Le Dr Pauchet pratique une laparotomie exploratrice, et à la palpation, trouvant partout souple la paroi intestinale, referme le ventre et se décide à intervenir par voie rectale. A l'aide d'une anse froide, on étrangle le pédicule et on enlève ainsi le polype en entier. Ni à l'examen rectoscopique, ni même la tumeur en main, il n'est possible de se prononcer sur sa nature. Les coupes histologiques, soumises à M. Brault, montrent des boyaux cancéreux typiques, sans qu'on puisse trouver nulle part la trace d'une transformation de tumeur bénigne en tumeur maligne (voir pl. 15, fig. 4). .

La *tumeur mélanique* revêt habituellement la forme d'un polype. La rectoscopie, pratiquée une fois seulement par Martini et Siebenhaar, apporte des renseignements de la plus haute valeur diagnostique, en montrant la coloration caractéristique de ces tumeurs, tantôt bleuâtre, tantôt brun foncé ou franchement noire. Il est possible de rencontrer à la marge de l'anus des nodules noirâtres, qui n'ont rien de commun avec les hémorroïdes symptomatiques du cancer (Chalier et Bonnet). Ulcérée, la tumeur mélanique se distingue du cancer parce qu'elle laisse suinter une bouillie mélanique qui tache en noir le linge, et dans laquelle le microscope révèle la présence de pigments mélaniques.

BIOPSIE

On aurait tort de croire qu'il suffit de pouvoir pratiquer une endoscopie pour être à même de reconnaître toutes les affections qui se présentent à l'examen ; comme pour tous les autres procédés d'exploration, il est indispensable d'apprendre à interpréter ce que l'on voit. Quand les difficultés sont telles que le doute subsiste, le rectoscope est encore utile en permettant de faire une biopsie des lésions. La technique de cette petite opération est très simple : à l'aide du rectoscope, on conduit une pince de Brunnings (fig. 5) sur la partie à examiner et, sous le contrôle de la vue, on en sectionne un fragment en se gardant bien de l'arracher. L'éclairage externe avec miroir fendu rend ce prélèvement plus aisé. Faite avec précaution, la biopsie ne présente aucun danger : si l'on craint les pertes de sang, on peut, avec une solution d'adrénaline, faire des attouchements sur la partie malade.

Il arrive que, dans certains cas, l'on soit obligé de recommencer l'opération, car, si un résultat positif a une grande valeur, un examen négatif n'en a aucune. Il n'est pas rare de voir des adénomes ou des papillomes subir la dégénérescence cancéreuse ; or, celle-ci ne commence pas à la surface de la tumeur, mais bien dans les parties profondes (voir pl. 15, fig. 4) ; on pourrait donc, par la biopsie, retirer des fragments de tissu sans structure maligne, bien que provenant en réalité d'une tumeur en voie de cancérisation. D'autre part, l'examen histologique du bord d'une lésion cancéreuse peut rappeler la structure d'un polype bénin. S'il s'agit d'une tumeur végétante, la prise se fait sur un bourgeon isolé près de la lumière de l'intestin ; dans les ulcères, c'est sur les bords et non au centre que cette prise doit être faite. Dans les néoplasmes infiltrés, la biopsie peut présenter des inconvénients et doit, autant que possible, être évitée. Si l'on est obligé de prélever des portions de tissu malade en plusieurs endroits chez le même patient, il vaut mieux espacer les opérations et ne pas les pratiquer toutes le même jour. La planche 15 reproduit quelques coupes histologiques de pièces prélevées par biopsie.

APPLICATIONS THÉRAPEUTIQUES

L'endoscopie, en permettant un diagnostic précis et souvent précoce des lésions recto-coliques, pose de bonne heure les indications thérapeutiques de certaines affections : cancers, polypes, dilatations, hémorroïdes, etc.

On a eu recours à la recto-sigmoïdoscopie pour le traitement local des lésions de l'intestin par des moyens chirurgicaux et médicaux ; naturellement, on a alors avantage à se servir d'un rectoscope à éclairage externe, qui permet de mieux manier les instruments nécessaires aux différents traitements.

Dans certains cas de constipation chronique, quelques auteurs font jouer, comme nous l'avons vu, un rôle important au développement exagéré des valvules de Houston ; aussi ont-ils proposé la valvotomie pratiquée à travers le rectoscope, comme moyen curateur de certaines coprostases. Martin, Gant, Gœbell et Lynch ont recommandé, à cet effet, l'usage de pinces écrasantes (voir fig. 30 et 31) ; Gœbell a obtenu un succès complet dans cinq cas sur six.

L'endoscopie est également utile lorsqu'on veut enlever des polypes intestinaux ; l'ablation peut se faire à l'anse froide, à l'anse galvanocaustique par la haute fréquence (Bensaude) ou avec un dispositif très simple décrit par Foges (fig. 32) : c'est une sorte de nœud coulant, fait d'un tube en caoutchouc, à l'aide duquel on étrangle le pédicule du

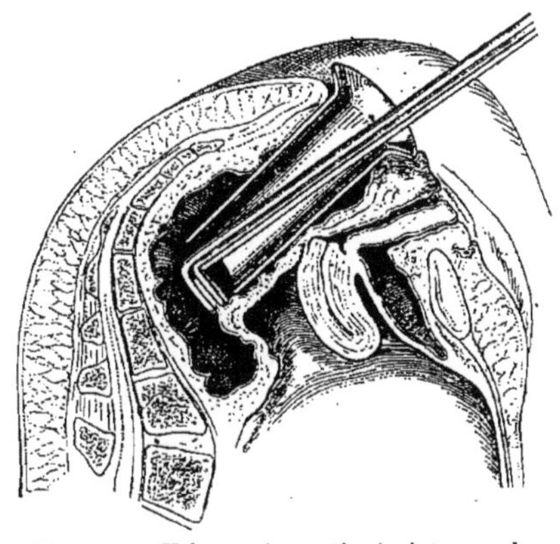

Fig. 30. — Valvotomie pratiquée à travers le rectoscope avec la pince écrasante de Lynch.

polype ; l'appareil reste en place jusqu'à l'élimination spontanée de la tumeur, qui se produit généralement au bout de vingt-quatre ou de quarante-huit heures.

Pour modifier les surfaces ulcérées des lésions recto-coliques, on a préconisé diverses poudres [carbonate de bismuth, dermatol, kaolin, talc, charbon animal, tanin, iodoforme, orthoforme (à 1 p. 5)] que l'on peut employer seules ou additionnées d'une petite quantité de poudre d'opium (environ 0,10 centigrammes pour 30 grammes de poudre) ; on insuffle ces poudres à travers le

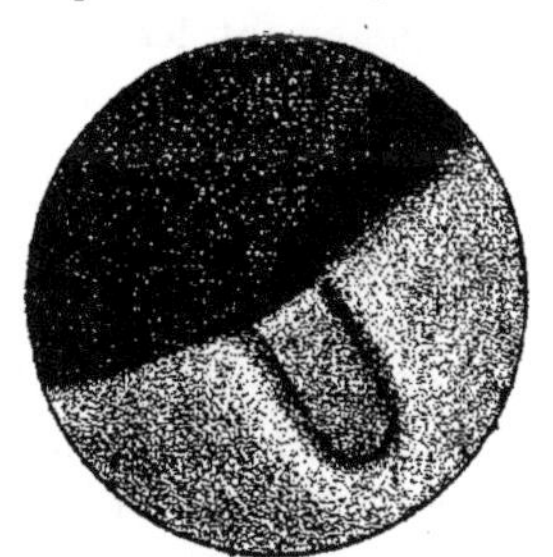

Fig. 31. — Aspect de la valve après l'emploi de la pince écrasante.

rectoscope à l'aide d'un pulvérisateur, après avoir lavé à fond la muqueuse avec une solution alcaline tiède (Albu).

Aux poudres, on peut substituer des solutions aqueuses au nitrate d'argent à 1 p. 1 000, au protargol, au goménol, à l'ichtyol (1 p. 5), à l'iode, au collargol, à la gélatine, au perchlorure de fer à 1 p. 100, au chlorure de calcium à 10 p. 100, à la ferripirine à 5 p. 100, au formol à 1 p. 200. Dans les colites hémorragiques, Mummery a fait, sous anesthésie, des cautérisations avec de l'acide nitrique pur, dont il enlève rapidement l'excès ; il l'applique sur des portions limitées

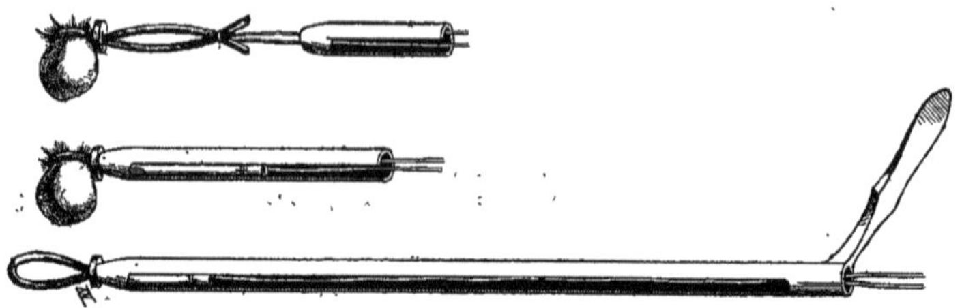

Fig. 32. — Dispositif recommandé par Foges pour l'ablation des polypes intestinaux.

de la muqueuse malade, de façon à produire une escarre qui laisse une cicatrice fibreuse.

Je me suis servi avec succès d'une pâte au iodorésorcinosulfite de bismuth.

Mathieu a proposé une pâte composée de vaseline et de carbonate de bismuth et craie préparée à parties égales.

L'application de ces pâtes doit être faite avec le plus grand soin : immédiatement après une évacuation, on nettoie le rectum, sans lavement préalable, avec des tampons trempés dans de l'huile tiède, ce qui a l'avantage de ne pas irriter la muqueuse ; on applique ensuite la substance active, en ayant soin de recouvrir toute la région malade d'une extrémité à l'autre ; aussitôt après, on fait ingérer quelques gouttes de laudanum dans le but de calmer les mouvements intestinaux et d'éviter une nouvelle évacuation.

Ce mode de traitement donne souvent d'excellents résultats. Son inconvénient réside dans l'irritation que provoque le passage fréquent du rectoscope. Aussi, quand on ne voit pas survenir une modification sensible, est-il préférable d'interrompre momentanément ou même de cesser complètement les applications. La ressource suprême est l'anus artificiel, qui met l'intestin au repos, tout en permettant les applications locales quand elles sont nécessaires.

On s'est également servi de l'endoscopie pour cathétériser des rétrécissements du rectum, pour distendre la contracture spasmodique du sphincter d'O'Beirne (Gant), pour pratiquer la fulguration et l'électro-coagulation des tumeurs (Bensaude), l'électrolyse des sténoses (Bensaude et Ronneaux), pour faire pénétrer profondément dans l'intestin une sonde colique (lavement d'huile, lavage à double courant, insufflation d'air). Finochietto (de Buenos-Aires) a employé un rectoscope spécial pour fragmenter et extraire des matières fécales durcies obstruant l'intestin.

Avec M. Paul Meyer, j'ai traité des dysenteries rebelles, des proctites graves et des ulcérations du rectum par l'ionisation avec du sulfate de zinc. L'avantage de cette méthode, préconisée en Angleterre par Frederick Wallis, Ironside Bruce

et Mummery, est de mettre plus intimement en contact le médicament avec les
tissus malades, même lorsqu'ils occupent les couches profondes de l'intestin :
l'électrode (voir fig. 33) est mise en place avec un endoscope anal et celui-ci est
ensuite retiré de façon que seule l'électrode reste dans le rectum. Ce procédé m'a
donné des résultats très encourageants. Je rappellerai enfin l'emploi des tubes de
radium qui, mis en place à l'aide du rectoscope, modifient très favorablement certaines lésions de l'intestin et surtout le cancer. Le dispositif que j'ai adopté pour
ces applications de radium est essentiellement constitué : 1° par un ou plusieurs
tubes métalliques hermé-
tiquement clos (tube radi-
fère de Dominici), conte-
nant du sulfate ou du
bromure de radium ; 2° par
une sonde en caoutchouc
graduée. On place le ra-
dium à l'extrémité de la

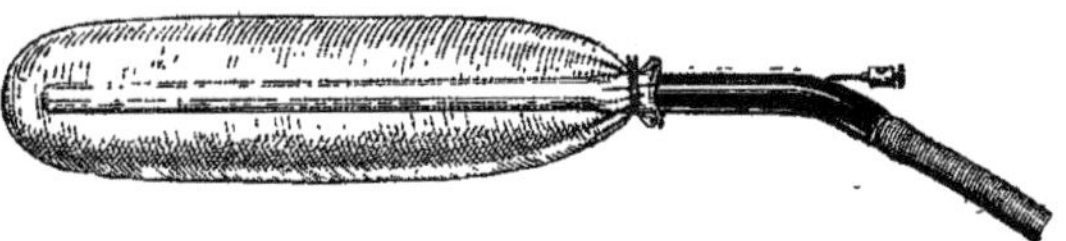

Fig. 33. — Électrode coiffée de son manchon de baudruche
destinée au traitement de la dysenterie et des proctites par
l'ionisation.

sonde et l'on introduit celle-ci à travers le rectoscope, de façon que le radium
corresponde au centre de la tumeur ; puis on retire le rectoscope en laissant la
sonde en place ; on la fixe en tamponnant la cavité rectale et en comprimant sa
partie extérieure au moyen d'un volumineux tampon d'ouate serré par un ban-
dage en T. La quantité de radium employée, le filtrage du rayonnement au moyen
des gaines métalliques, la durée et le nombre des applications dépendent des dimensions de la tumeur, de sa situation sur la paroi rectale et des effets du traitement. En règle générale, j'ai utilisé un tube d'argent de 30 millimètres de longueur,
contenant environ 5 centigrammes de bromure de radium pur, situé dans une gaine
d'argent de 40 millimètres de longueur à paroi de 5/10 de millimètre d'épaisseur ; cet
appareil est laissé huit à douze heures au centre du cancer ; dans les cas favorables, les applications sont répétées de six en six semaines, puis tous les deux
ou trois mois. L'emploi récent de l'émanation de radium a beaucoup simplifié
la technique. J'ai traité ainsi un grand nombre de cancers avec MM. Dominici,
Chéron, Degrais, Rubens-Duval, et d'une façon générale on peut dire que le
traitement arrête les hémorragies, diminue dans de notables proportions les
émissions glaireuses et calme les douleurs. Après les applications de radium,
l'aspect du cancer change, la surface ulcéro-végétante se régularise, la tumeur
devient moins dure et n'est plus aussi nettement limitée, les tissus environnants
sont œdématiés. Les résultats sont moins nets chez les sujets atteints de lésions
ulcéreuses simples. Par contre, j'ai obtenu un succès remarquable chez une
jeune fille présentant une polypose recto-sigmoïdienne (voir obs., p. 51) ; je
lui fis quatre applications intrarectales de radium : dès la première, les hémorragies et les glaires disparurent complètement, seules les douleurs se repro-
duisirent de temps à autre ; des examens rectoscopiques ultérieurs montrèrent
les polypes diminués de volume, pâles et comme flétris. Je crois être le premier
à signaler cet heureux effet du radium dans une affection contre laquelle nous
ne connaissons pour ainsi dire aucun autre traitement.

5287-18. — Corbeil. Imprimerie Crété.

IMAGES ENDOSCOPIQUES A L'ÉTAT NORMAL

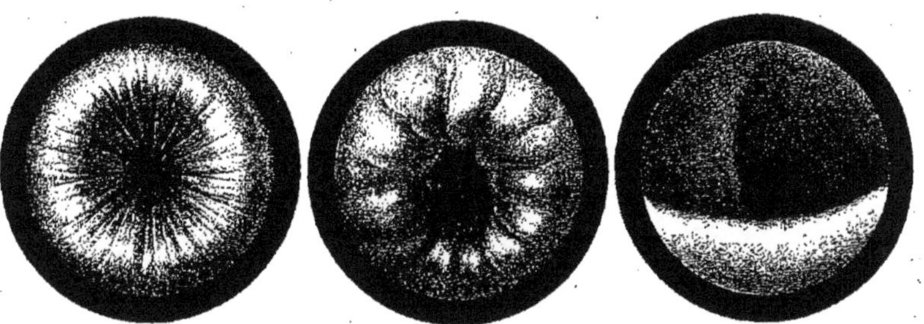

Fig. I. — 1 centimètre.   Fig. II. — 3 centimètres.   Fig. III. — 7 centimètres.

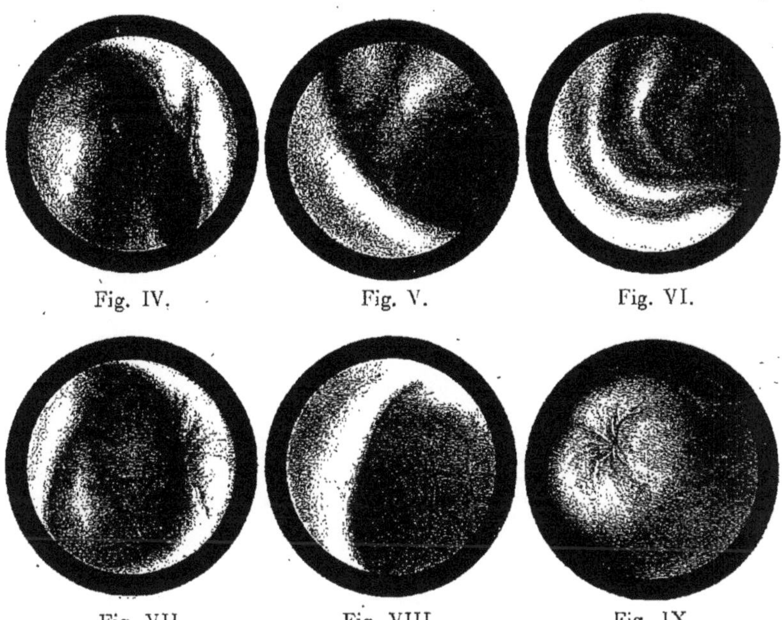

Fig. IV.   Fig. V.   Fig. VI.

Fig. VII.   Fig. VIII.   Fig. IX.

Fig. IV à IX. — Différents aspects de l'entrée de l'S iliaque (12 à 14 centimètres).

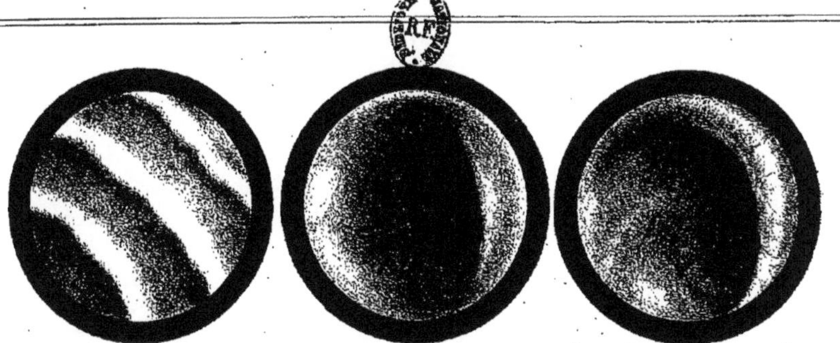

Fig. X. — 18 centimètres.   Fig. XI. — 22 centimètres.   Fig. XII. — 32 centimètres.

EXPLICATION DE LA PLANCHE II

Fig. 1.

Rectum normal : région sphinctérienne.
Normal rectum : region of the sphincter.
Retto normale : zona sfinteriana.
Recto normal : region esfinteriana.
Recto normal : rigião sphinterianna.

Fig. 2.

Rectum normal : valvules de Houston (à 7 centimètres au-dessus de l'anus).
Normal rectum : valves of Houston (7 cent. above the anus).
Retto normale : valvula de Houston (7 cm. sopra dell'ano).
Recto normal : pliegne de Houston (à 7 centimetros del ano).
Recto normal : valvulas de Houston (a 7 cms. acima do anus).

Fig. 3 et 4.

Entrée de l'S iliaque (aspect normal).
Junction of the rectum with the sigmoïd (normal).
Principio dell'ansa omega (normale).
Entrada de la S iliaca (normal).
Entrada do S iliaco (aspecto normal).

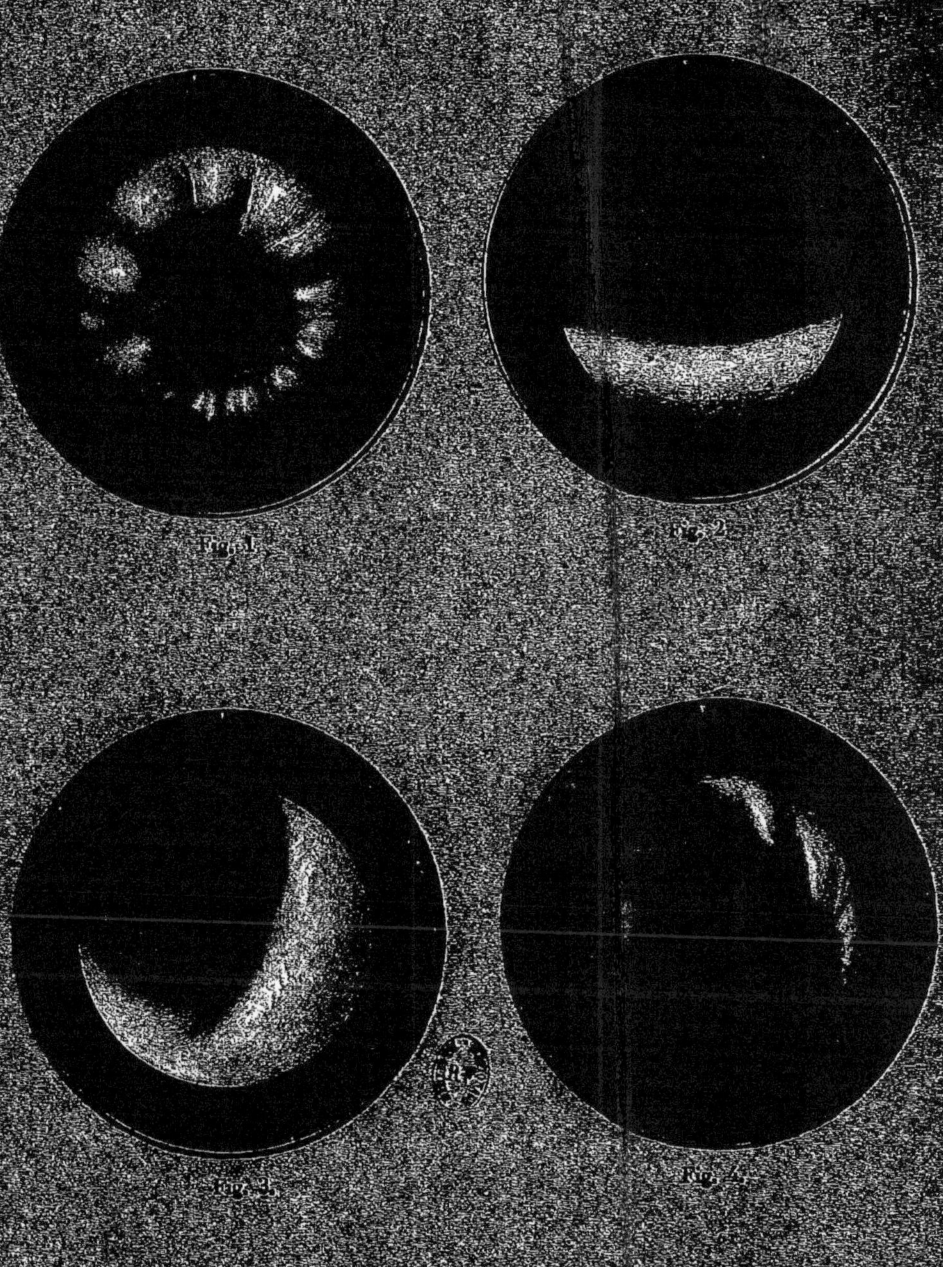

ATLAS DE RECTOSCOPIE

EXPLICATION DE LA PLANCHE III

Fig. 1.

Hémorroïdes sphinctériennes.
Internal hemorrhoids.
Emorroïdi dello sfintere.
Hemorroides esfinterianas.
Hemorroides da região do sphincter.

Fig. 2.

Papilles hypertrophiées de la région anale.
Hypertrophied anal papillae.
Papilles hipertrofiche della zona anale.
Papillas hypertrophiadas de la region anal.
Papillas hypertrophiadas na região anal.

Fig. 3.

Recto-colite congestive à fausses membranes (13 centimètres de l'anus).
Congestive procto-colitis, with false membranes (at 13 cent. above the anus).
Retto-colite congestiva con false membrane (13 cm. sopra dell'ano).
Recto-colitis congestiva con falsas membranas (13 centimetros del ano).
Recto-colite congestiva con falsas membranas (13 cms. acima do anus).

Fig. 4.

Recto-colite ulcéreuse ; ulcérations en voie de réparation (10 cent.).
Ulcerative procto-colitis; ulcerations in the healing stage (at 10 cent.).
Retto-colite ulcerosa ; ulcerazionei in viâ di guarigione (10 cm.).
Recto-colitis ulcerosa ; ulceraciones en via de reparacion (à 10 centimetros del ano)
Recto-colite ulcerosa : ulcerações em via de cicatrisação (a 10 cms.).

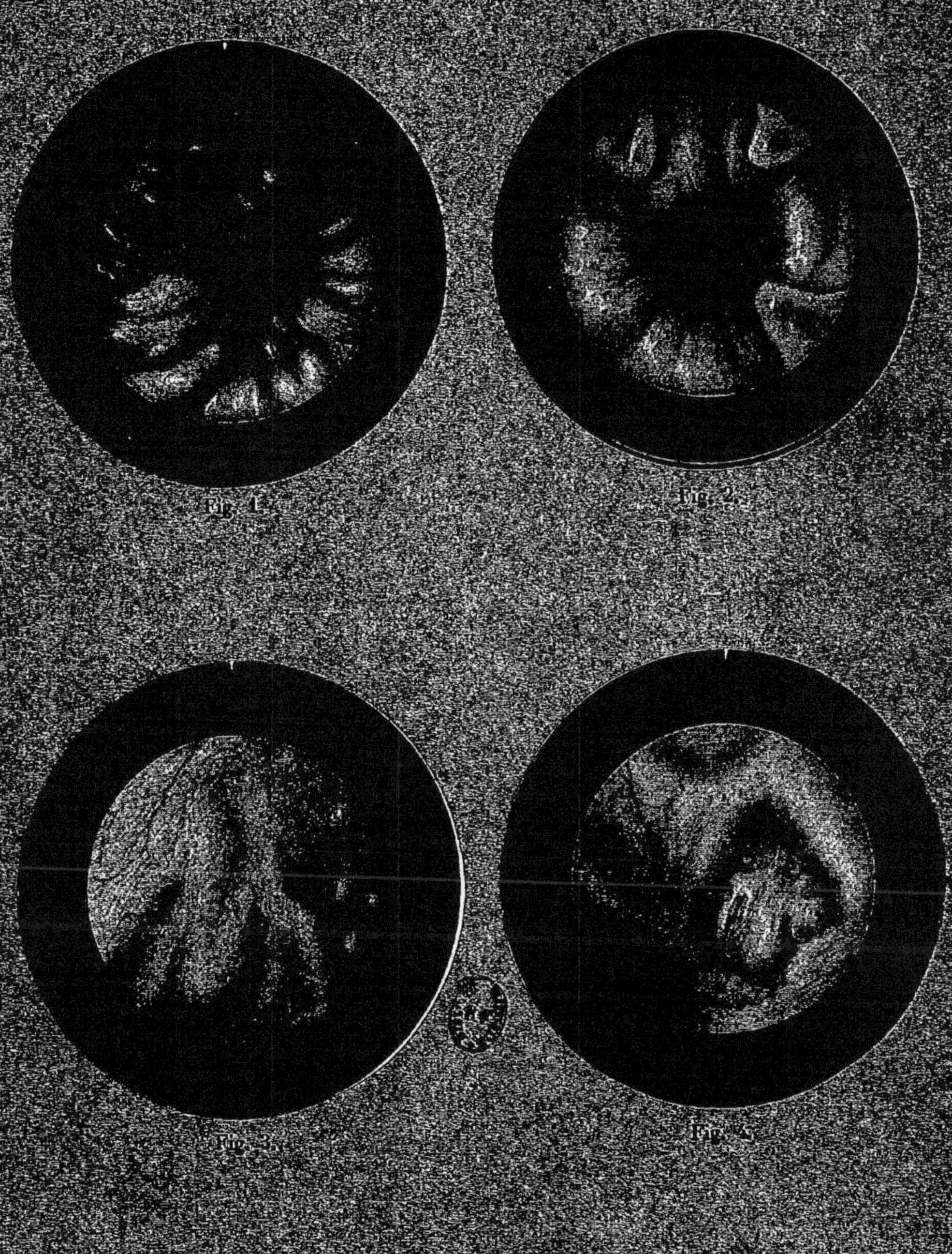

Fig. 1.

Fig. 2.

Fig. 3.

Fig. 4.

MASSON & Cⁱᵉ.
Éditeurs

Fig. 1.

Recto-colite à fausses membranes (à 12 centimètres au-dessus de l'anus).
Procto-colitis with false membranes (at 12 cent. above the anus).
Retto-colite con false membrane (a 12 cm. sopra dell'ano).
Recto-colitis con falsas membranas (à 12 centimetros del ano).
Recto-colite com falsas membranas (a 12 cms acima do anus).

Fig. 2.

Recto-colite ancienne : aspect dépoli de la muqueuse (à 14 centimètres).
Chronic procto-colitis : dull and dry, appearance of mucous membrane (à 14 cent.).
Retto-colite antica : aspetto non lucido della mucose (a 14 cm.).
Recto-colitis vieja, aspecto despulido de la mucosa (à 14 centimetros).
Recto-colite antiga : aspecto despolido da mucosa (a 14 cms.).

Fig. 3.

Recto-colite ancienne (à 20 centimètres), muqueuse anémiée parcourue par des vaisseaux
congestionnés, la partie supérieure est soulevée par une grosse artère athéromateuse
animée de battements.
Chronic colitis with pale mucous membrane, congested vessels, showing in the upper part
a large atheromatous artery (at 20 cent.).
Retto-colite antica (à 20 cm.) ; mucosa anemizzata percorsa da vasi sanguigni
congestionati, la parte superiore è sollevata da una grossa arteria ateromatosa animata
da battiti.
Recto-colitis vieja (à 20 centimetros del ano), mucosa anemiada presentando vasos conges-
tianados, la parte superior està levantada por una gruesa arteria ateromatosa animada
de latidos.
Recto-colite antiga (a 20 cms.), mucosa anemiada recortada por vasos congestionados ;
na parte superior vê-se a elevação produzida por uma grande arteria atheromatosa,
com battimentos visiveis.

Fig. 4.

Dysenterie aiguë (à 10 centimètres).
Acute dysentery (at 10 cent.).
Disenteria acuta (à 10 cm.).
Disenteria aguda (à 10 centimetros del ano).
Dysenteria aguda (a 10 cms.).

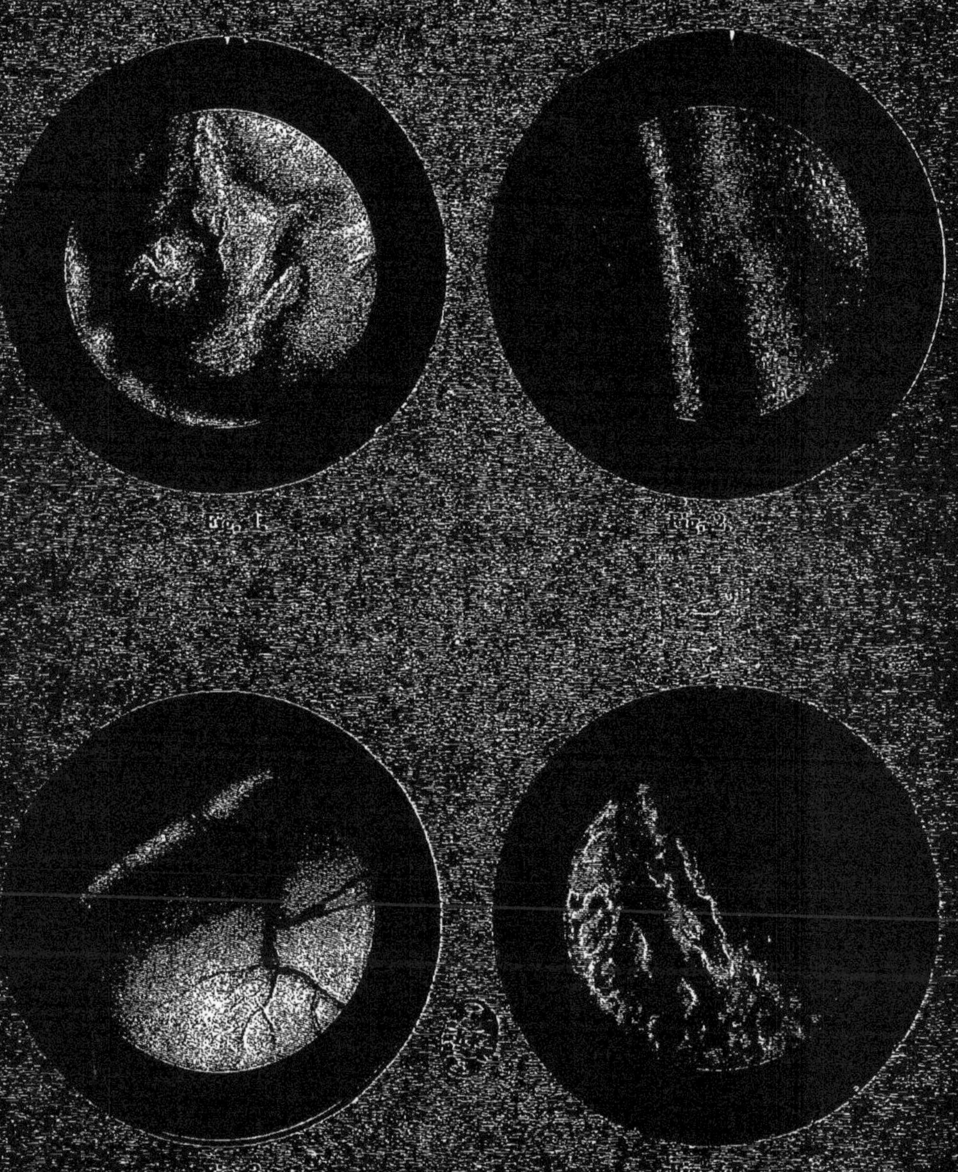

Fig. 1.

Fig. 2.

Fig. 3.

Fig. 4.

MASSON & Cⁱᵉ
Éditeurs.

EXPLICATION DE LA PLANCHE V

Fig. 1.

Recto-sigmoïdite ulcéreuse avec ulcérations en coups d'ongle et dépôts purulents (13 centimètres au-dessus de l'anus).
Ulcerative proctitis and colitis with purulent deposit (13 cent. above the anus).
Retto-sigmoïdite ulcerosa con ulcerazioni a graffiatura d'unghia e depositi purulenti
(13 cm. sopra dell'ano).
Rectosigmoiditis ulcerosa con ulceraciones « en coups d'ongle » y depositos purulentos
(à 13 centimetros del ano).
Recto-sigmoidite ulcerosa com ulcerações em forma de golpes de unha e depositos purulentos (13 cms. acima do anus).

Fig. 2.

Recto-colite granuleuse hémorragique avec quelques dépôts membraneux (14 centimètres
au-dessus de l'anus).
Granular and hemorragic procto-colitis with islets of membranes (14 cent. above the
anus).
Retto-colite granulosa emorragica con qualche depositi membranosi (14 cm. sopra
dell'ano).
Recto-colitis granulosa hemorrágica con depósitos membranosos (14 centimetros del ano).
Recto-collite granulosa hemorragica com alguns depositos membranosos (14 cms.
acima do anus).

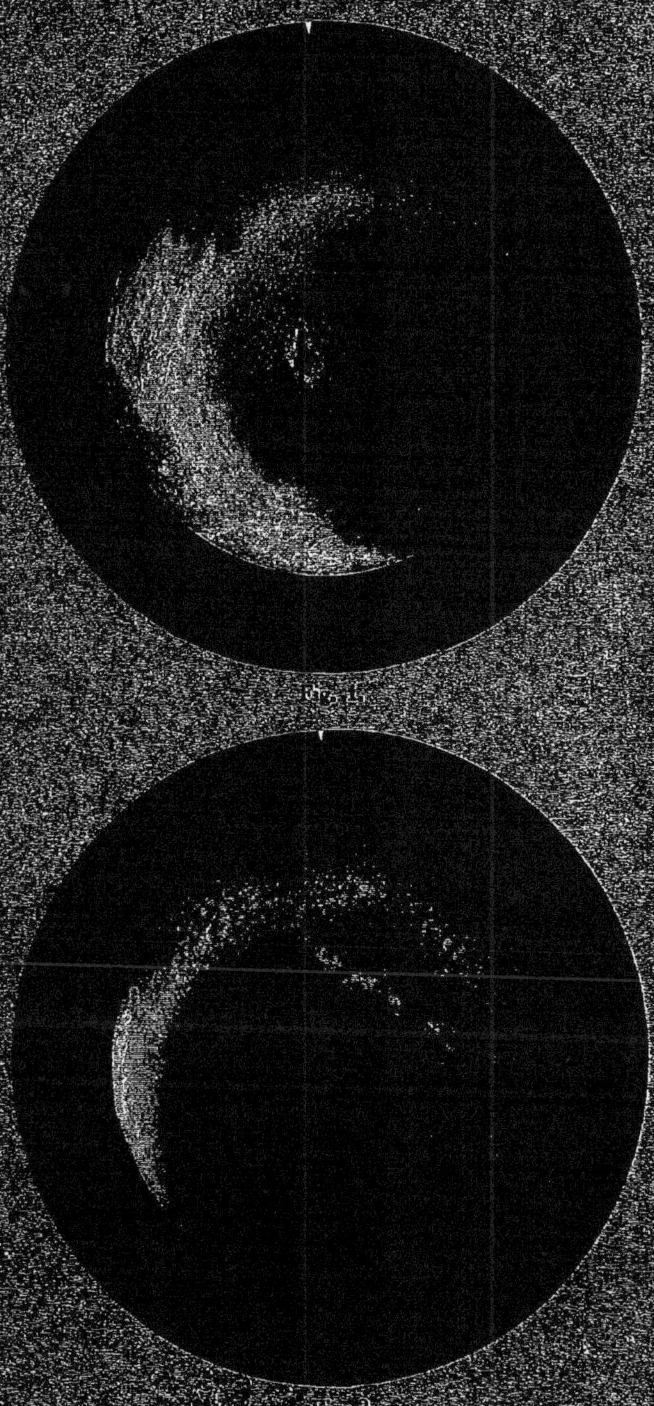

Fig. 1.

Fig. 2.

MASSON & C.ie
Éditeurs

EXPLICATION DE LA PLANCHE VI

Fig. 1.

Dysenterie amibienne : exulcérations recouvertes de dépôts pultacés (à 11 centimètres
de l'anus).
Amebie dysentery : with multiple small white islands covering superficial ulcerations (at
11 cent. above the anus).
Disenteria amibiana : ulcerazioni superficiale ricoperte con depositi pultacei (à 11 cm.
sopra dell'ano).
Disenteria amibiana : ulceraciones recubiertas con depositos pultaceos (à 11 centimetros
del ano).
Dysenteria amebica : ulcerações cobertas com depositos pultaceos (a 11 cms. acima do anus).

Fig. 2.

Dysenterie amibienne : ulcération recouverte de fausses membranes (à 13 centimètres).
Amebie dysentery : ulcerative; covered with false membranes (at 13 cent.).
Disenteria amibiana ; ulcerazione ricoperte con false membrane (à 13 cm.).
Disenteria amibiana : ulceracion recubierta de falsas membranas (à 13 centimetros).
Dysenteria amebica : ulceração coberta de falsas membranas (a 13 cms.).

Fig. 3.

Dysenterie amibienne : ulcérations à 6 centimètres au-dessus de l'anus.
Amebic dysentery : with ulcerations at 6 cent. above the anus.
Disenteria amibiana : ulcerazioni à 6 cm. di sopra l'ano.
Disenteria amibiana : ulceraciones à 6 centimetros del ano.
Dysenteria amebica : ulcerações a 6 cms. acima do anus.

Fig. 4.

Dysenterie à Lamblia (à 10 centimètres).
Dysentery due to Lamblia (at 10 cent.).
Disenteria da Lamblia (à 10 cm.).
Disenteria por Lamblia (à 10 centimetros del ano).
Dysenteria produpida pela Lamblia intestinalis (a 10 cms.).

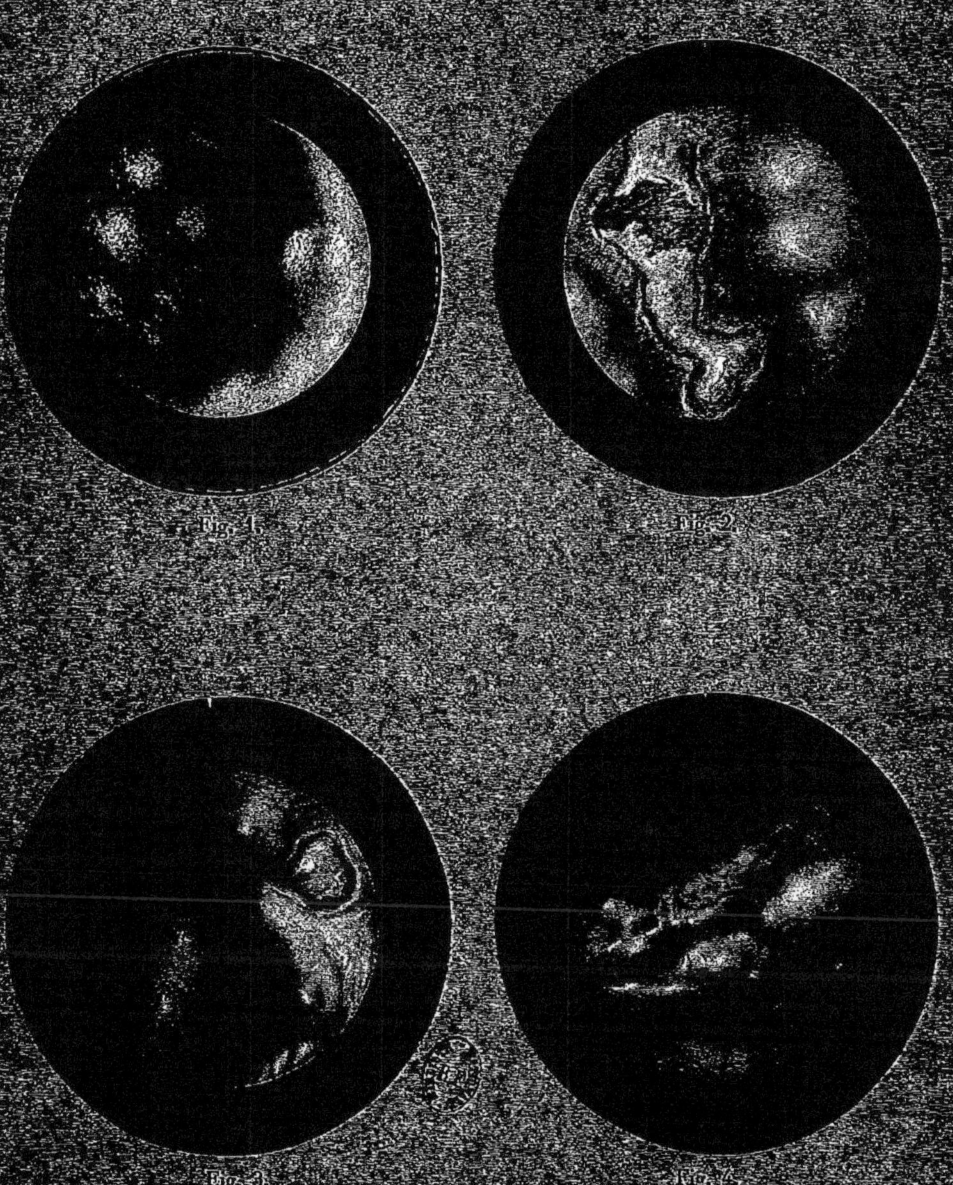

Fig. 1.

Fig. 2.

Fig. 3.

Fig. 4.

EXPLICATION DE LA PLANCHE VII

Fig. 1.

Ulcérations tuberculeuses du rectum (12 centimètres au-dessus de l'anus).
Tuberculous ulcerations of the rectum. **Vegetating proctitis** (12 cent. above the anus).
Ulcerazioni tuberculose del retto (12 cm. di sopro l'ano).
Ulceraciones tuberculosas del recto (à 12 centimetros del ano).
Ulcerações tuberculosas do recto (12 cms. acima do anus).

Fig. 2.

Rétrécissement probablement tuberculeux à 10 centimètres.
Stricture of the rectum, probably of tuberculous origin (10 cent.).
Restringimento probabilmente tuberculoso à 10 cm.
Estrechez probablemente tuberculosa à 10 centimetros del ano.
Estreitamento provavelmente tuberculoso a 10 cms.

Fig. 3.

Contraction spasmodique de l'S iliaque à 20 centimètres.
Spasmodic contraction of the sigmoid flexure at 20 cent.
Contrazzione spasmodica dell'ansa omega a 20 cm.
Contraccion es ismódica de la S iliaca à 20 centimetros del ano.
Contracção espasmodica do S iliaco a 20 cms.

Fig. 4.

Même région que la précédente après la cessation du spasme.
Same region as the previous one, after the spasm has ceased.
Lo stesso punto che precedentemente, dopo la cessazione dello spasmo.
Misma region que la precedente despues de haber cesado el espasmo.
A mesma região precedente. depois de cessado o espasmo.

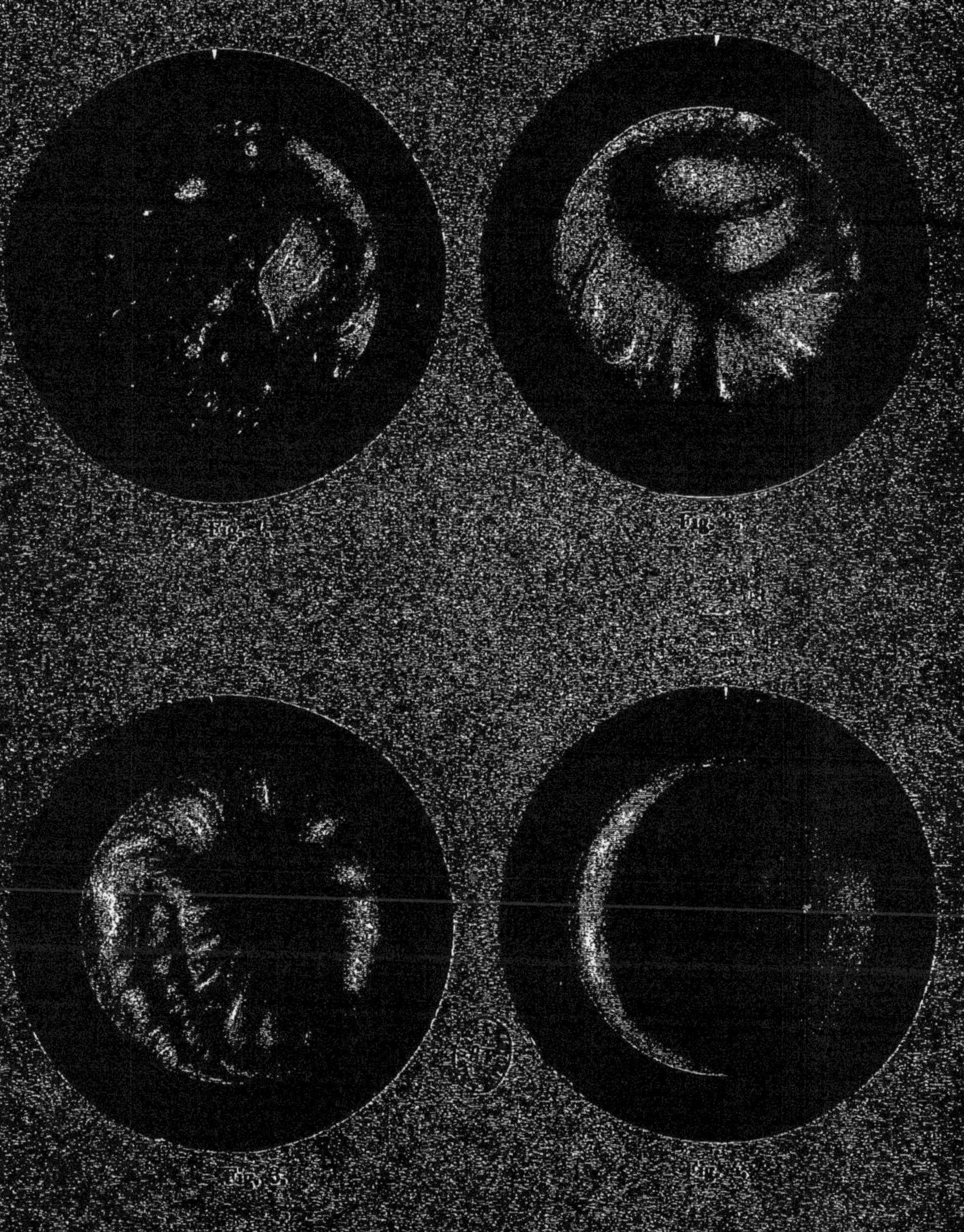

Fig. 1.

Fig. 2.

Fig. 3.

Fig. 4.

EXPLICATION DE LA PLANCHE IX

Fig. 1.

Polype corné de la région sus-sphinctérienne chez un syphilitique.
Corneous polypus above the internal sphincter in a syphilitic patient.
Polipo indurito della zona sopra sfinteriana in un sifilitico.
Polipo corneo de la region supra esfinteriana en un sifilitico.
Polypa corneo da região supra sphincterianna n'um syphilitico.

Fig. 2.

Prolapsus intestinal (entrée de l'S iliaque).
Prolapse of the sigmoid flexure in the rectum.
Prolasso intestinale (principio dell'ansa omega).
Prolapsus intestinal (entrada de la S iliaca).
Prolapso intestinal (entrada do S iliaco).

Fig. 3.

Cancer pédiculé à surface non ulcérée (voir coupe histologique, pl. XV).
Penduneulated cancer non ulcerated (see microscopic cut, pl. XV).
Cancro pediculare a soperficed non ulcerata rivolgersi preparazione histologica, pl. XV).
Cancer pediculado con superficia no ulcerada (ver corte histologico, pl. XV).
Cancer pediculado de superficie não ulcerada (vide corte histologico na pl. XV).

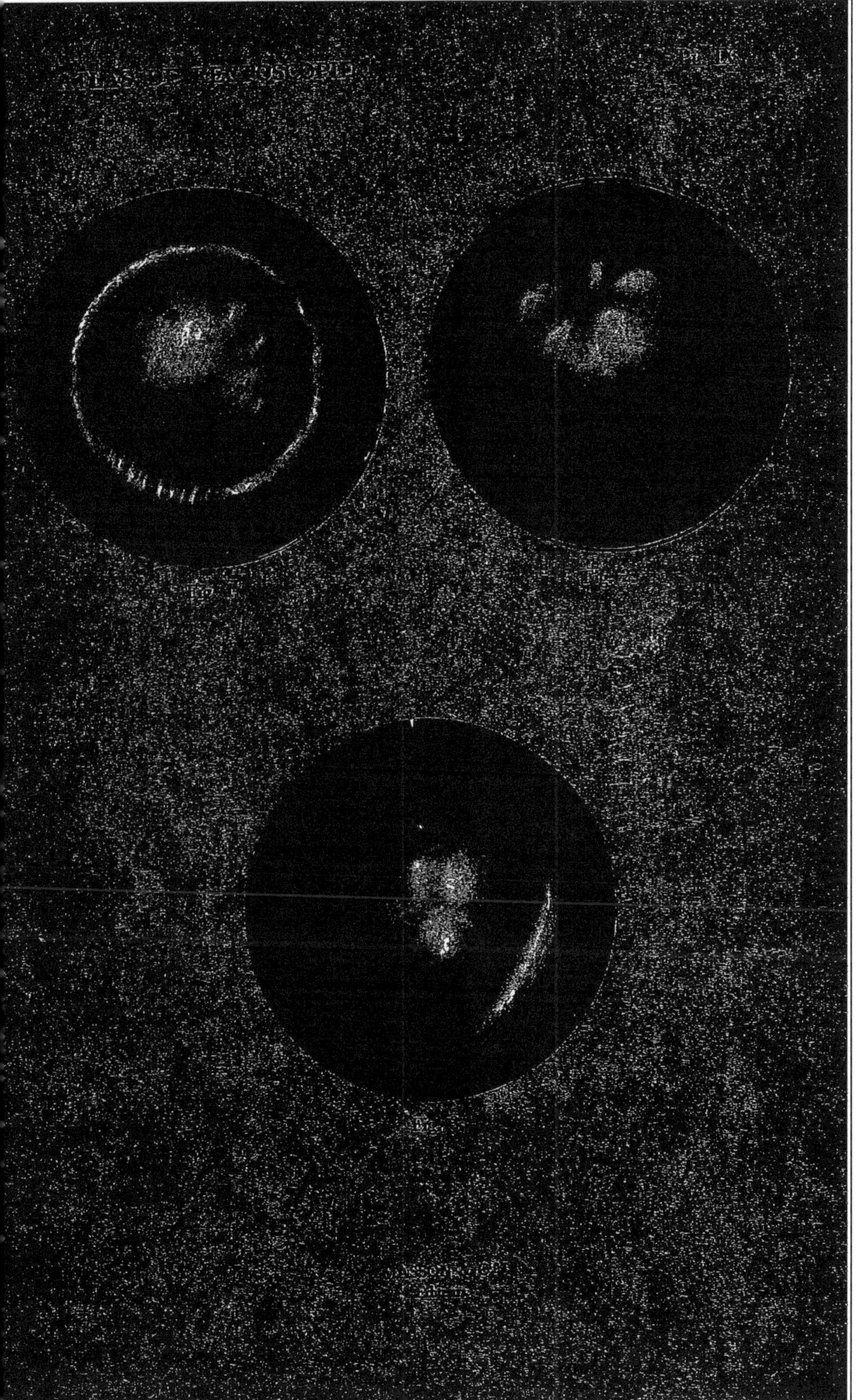

EXPLICATION DE LA PLANCHE X

Fig. 1.

Petite tumeur ulcéro-végétante simulant un cancer et ayant disparu par le traitement anti-syphilitique (à 6 centimètres au-dessus de l'anus).
Small ulcerated tumour ressembling a cancer and having disappeared by the anti-syphilitic treatment (at 6 cent. above the anus).
Piccolo tumore ulcero-vegetante simulante un cancro e che è scomparso con la cura anti sifilitica (à 6 cm. di sopra l'ano).
Pequeño tumor ulcero-vegetante simulando un cancer. Desaparecido con el tratamiento antisifilitico (à 6 centimetros del ano).
Pequeno tumor ulcero-vegetante simulando um cancer e tendo desapparecido com o tratamento ante-syphilitico (6 cms. acima do anus).

Fig. 2.

Polype solitaire (10 centimètres au-dessus de l'anus).
Single adenoma of the rectum (10 cent. above the anus).
Polipo unico (20 cm. di sopra l'ano).
Polipo solitario (à 10 centimetros del ano).
Polypo solitario (10 cms. acima do anus).

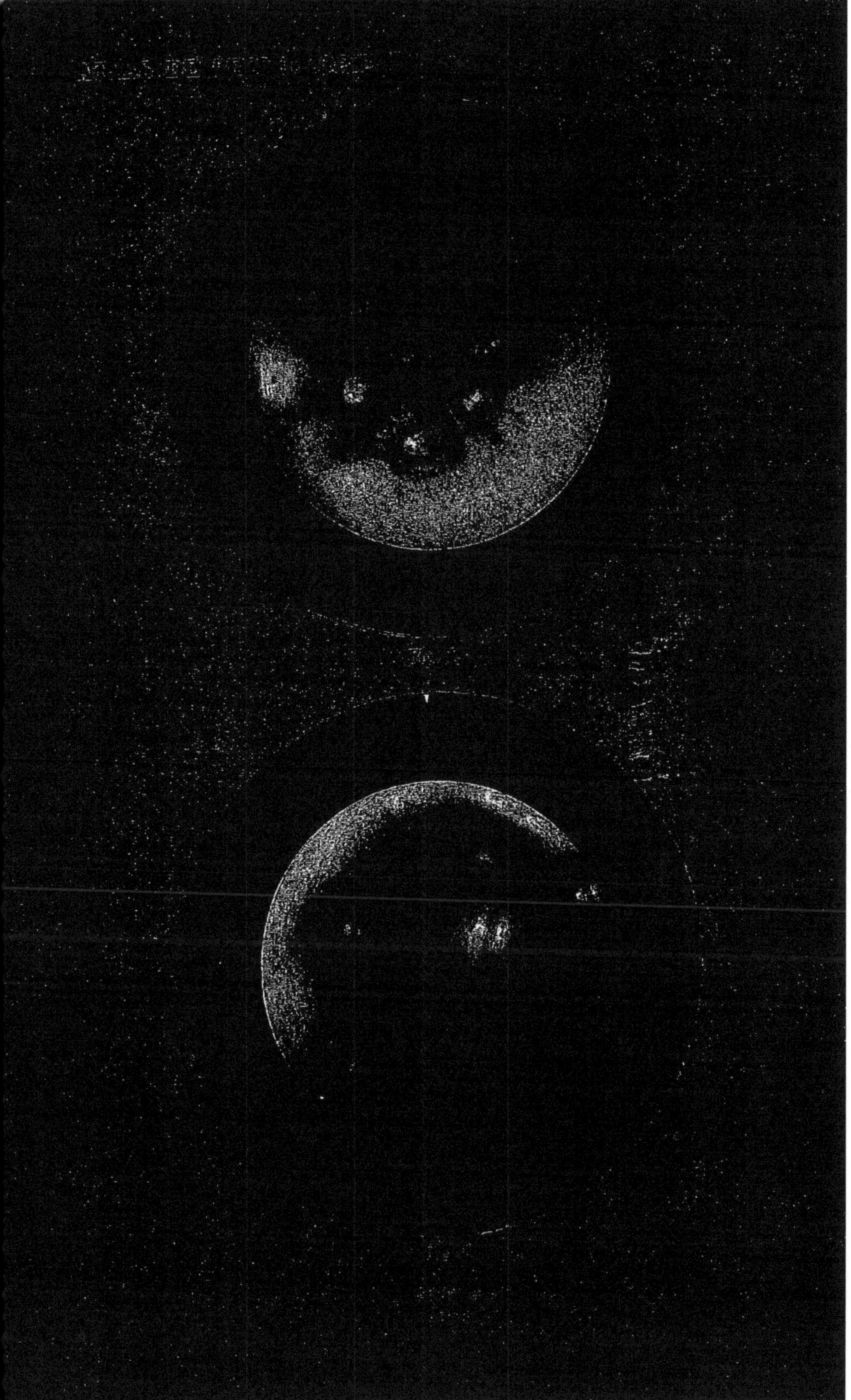

EXPLICATION DE LA PLANCHE XI

Fig. 1.

Polypose intestinale (jeune fille de seize ans) (5 centimètres au-dessus de l'anus).
Multiple adenomata of the colon and rectum (young girl aged 16) (at 15 cent. of the anus).
Poliposi intestinale (ragazza di anni 16) (15 cm. di sopra l'ano).
Poliposis intestinal (en una joven de 16 años) (à 15 centimetros del ano).
Polypose intestinal (rapariga de seize annos) (15 cms. acima do anus).

Fig. 2.

Polypose intestinale (homme de vingt-sept ans) (13 centimètres au-dessus de l'anus).
Multiple adenomata of the colon and rectum (man aged 27) (13 cent. above the anus).
Poliposi intestinale (uomo di anni 27) (13 cm. sopra dell'ano).
Poliposis intestinal (hombre de 27 años) (à 13 centimetros del ano).
Polypose intestinal (homem de 27 annos) (13 cms. acima do anus).

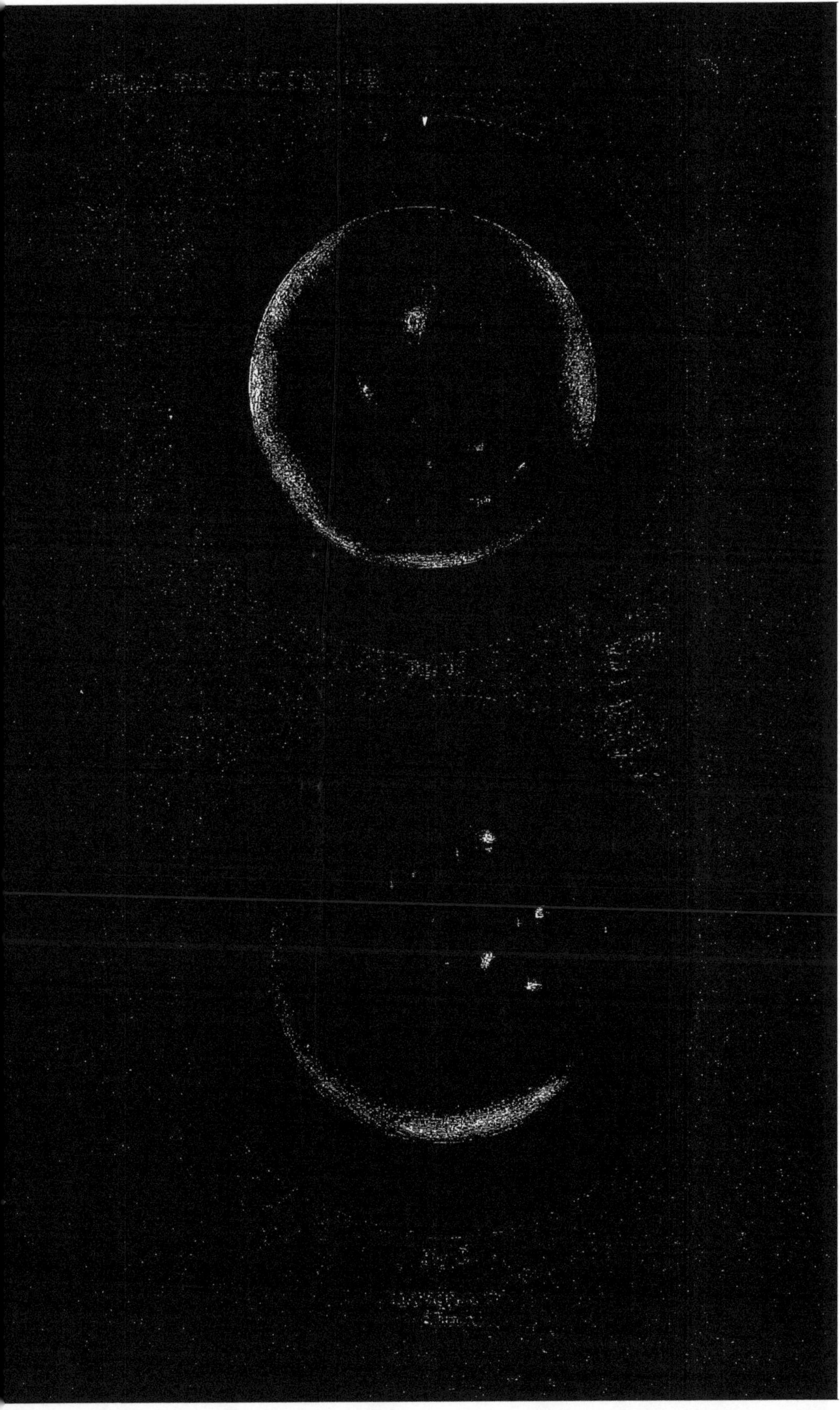

EXPLICATION DE LA PLANCHE XII

Fig. 1.

Tumeur villeuse du rectum (homme de quarante ans).
Villous tumour of the rectum (man aged 40).
Tumore villoso del retto (uomo di anni 40).
Tumor velloso del recto (hombre de 40 años).
Tumor villoso do recto (homem de 40 annos).

Fig. 2.

Tumeur villeuse tapissant la face interne du rectum (homme de cinquante-huit ans).
Villous tumour (man aged 58) covering the inside surface of the rectum.
Tumore villoso ricoprendo la faccia interna del retto (uomo di anni 58).
Tumor velloso tapizando la superficie interna del recto (hombre de 58 años).
Tumor villoso cobrindo a face interna do recto (homem de 58 annos).

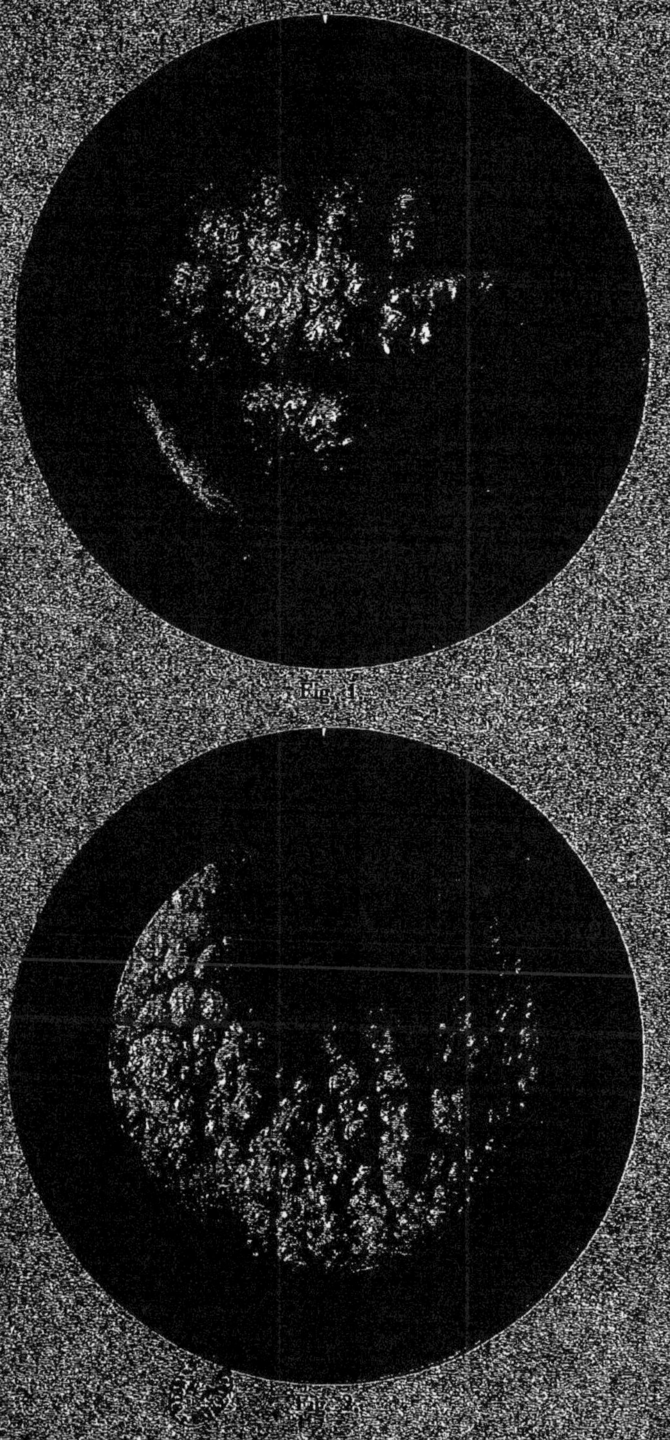

Fig. 1

Fig. 2

MASSON & Cie, Éditeurs

EXPLICATION DE LA PLANCHE XIII

Fig. 1.

Cancer ulcéro-végétant du rectum (7 à 8 centimètres au-dessus de l'anus).
Ulcerated cancer of the rectum (at 7 or 8 cent.).
Cancro ulcero-vegetante del retto (7 à 8 cm. sopra dell'ano).
Cancer ulcero-vegetante del recto (7 à 8 centimetros del ano).
Cancer ulcero-vegetante do recto (7 a 8 cms. acimo do anus).

Fig. 2.

Cancer avec végétations polypiformes (12 centimètres au-dessus de l'anus).
Cancer with polypoids growths (12 cent. above the anus).
Cancro con vegetazioni polipiforme (12 cm. sopra dell'ano).
Cancer con vegetaciones polipiformes (à 12 centimetros del ano).
Cancer con vegetações polypiformes (12 cms. acima do anus).

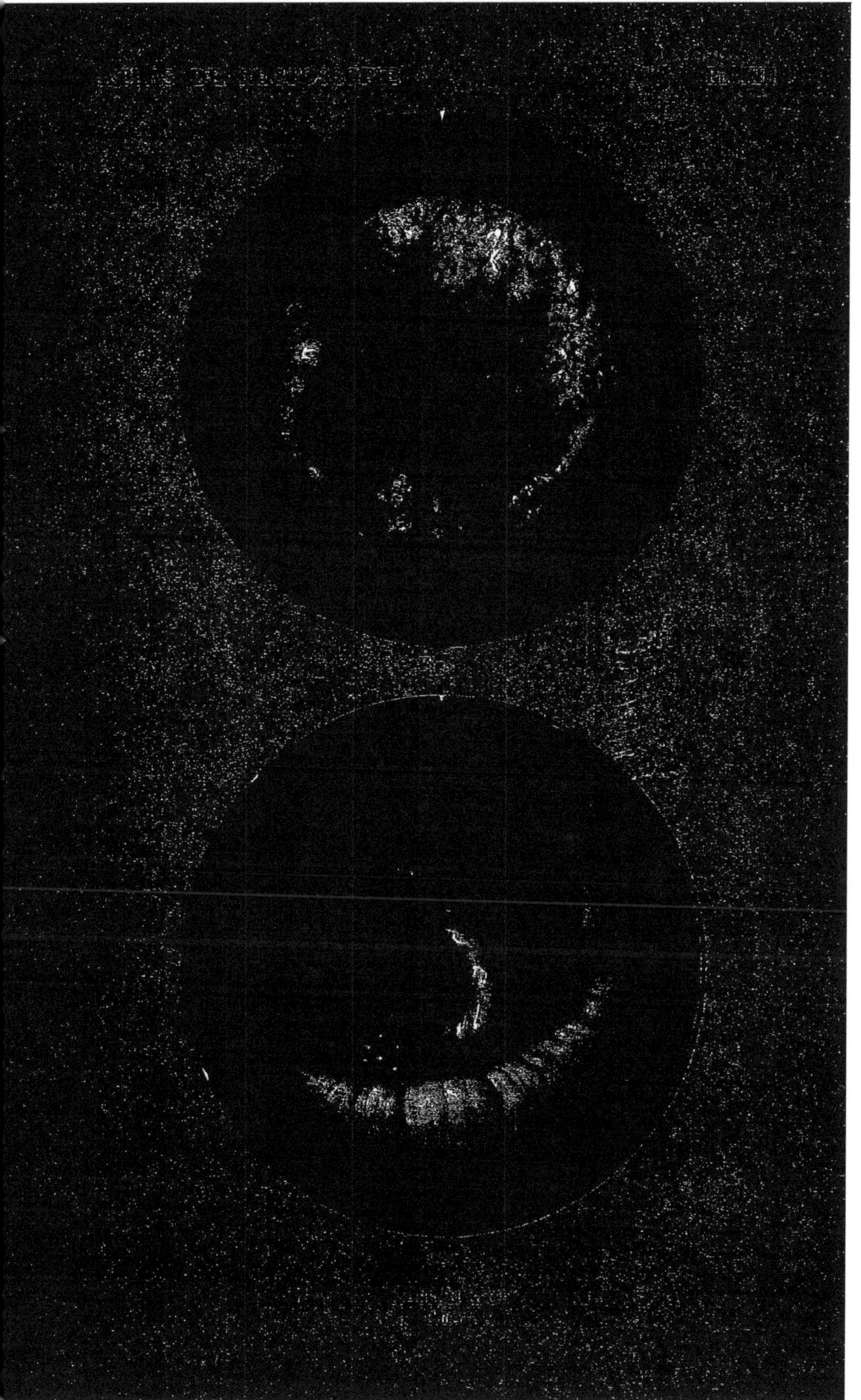

EXPLICATION DE LA PLANCHE XIV

Fig. 1.

Cancer du rectum avec grosses végétations dures (11 à 12 centimètres au-dessus de l'anus).
Cancer of the rectum with large and hard vegetations (11 to 12 cent. above the anus).
Cancro del retto con grosse vegetazione dure (11 à 12 cm. sopra dell'ano).
Cancer del recto con gruesas vegetaciones duras (11 à 12 centimetros del ano).
Cancer do recto con grandes vegetacões duras (11 a 12 cms. acima do anus).

Fig. 2.

Cancer ulcéro-végétant de l'anse sigmoïde (16 centimètres au-dessus de l'anus).
Ulcerated cancer of the sigmoid flexure (at 16 cent.).
Cancro ulcero-vegetante dell'ansa omega (16 cm. di sopra l'ano).
Cancer ulcero-vegetante del ansa sigmoïde (à 16 centimetros del ano).
Cancer ulcero-vegetante da alsa sigmoide (16 cms. acima do anus).

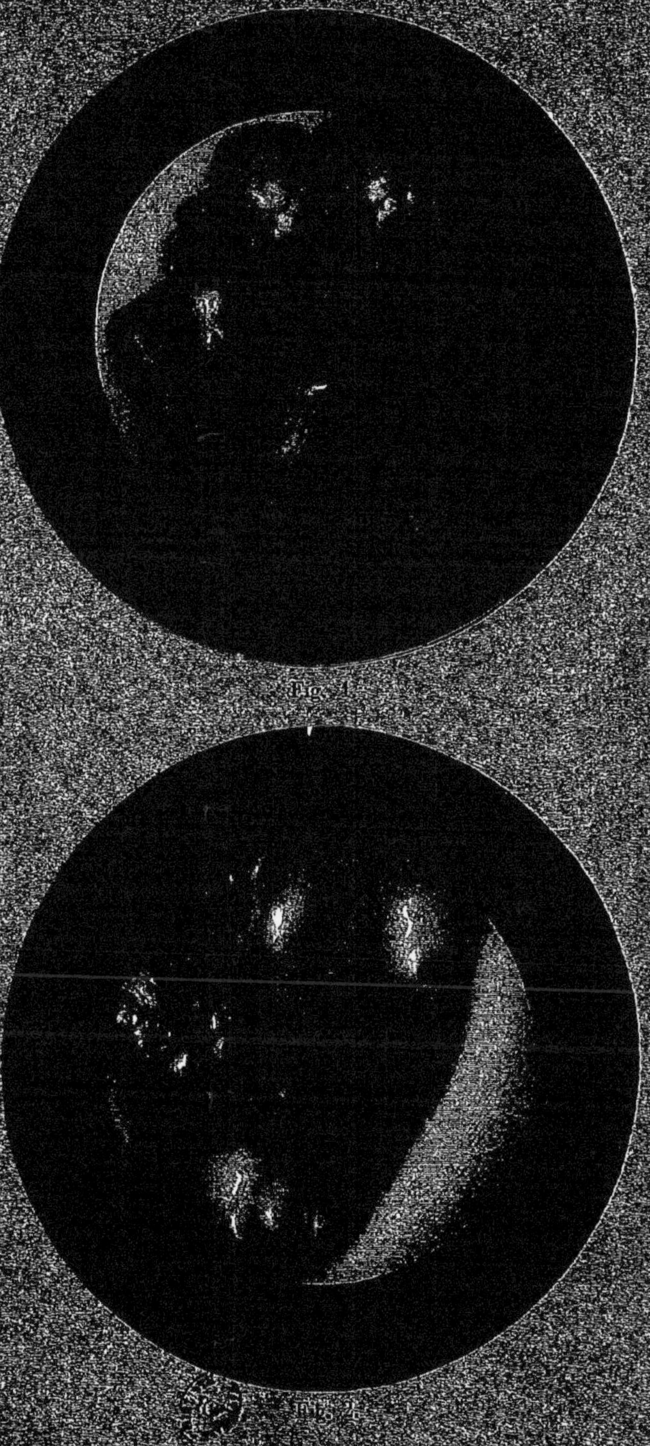

Fig. 1.

Fig. 2.

MASSON & Cⁱᵉ
Éditeurs

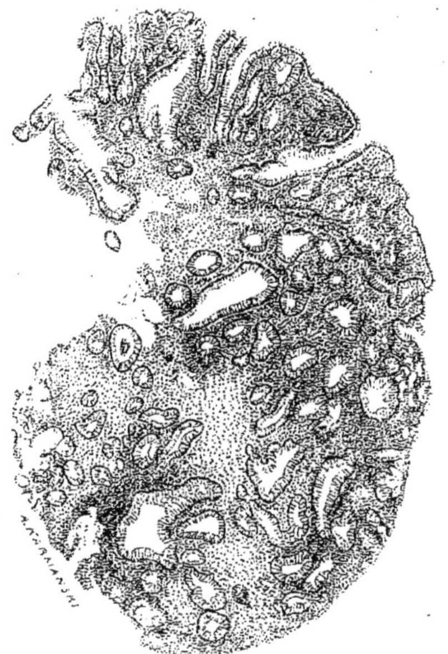

Fig. 1.
Polyadénome (voir obs. p. 51).

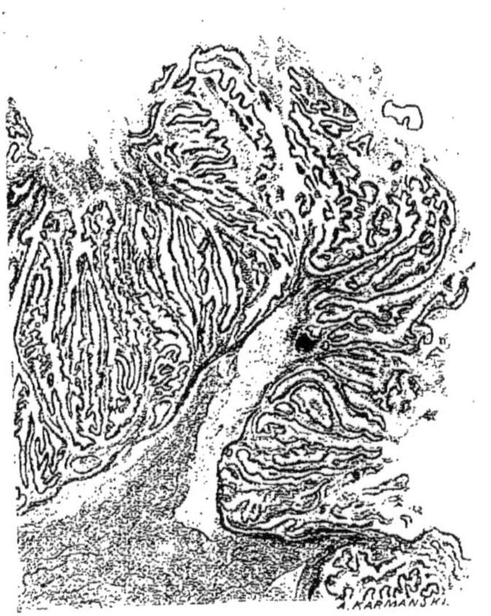

Fig. 2.
Tumeur villeuse (voir obs. p. 52).

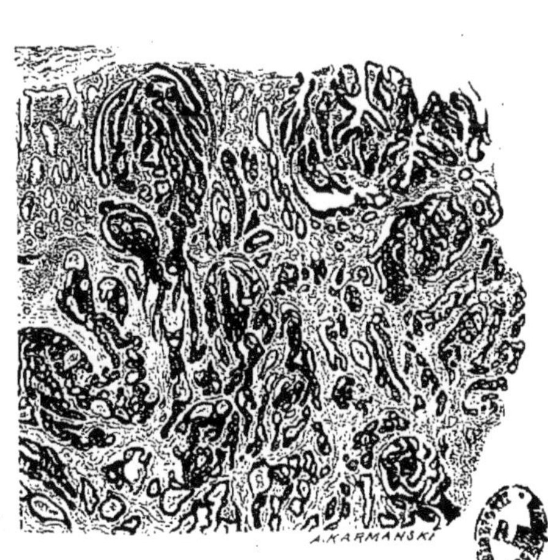

Fig. 3.
Cancer du rectum.

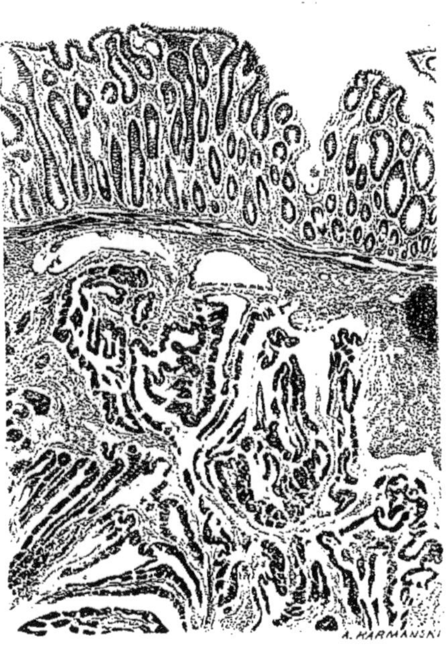

Fig. 4. — Polype avec dégénérescence
cancéreuse (voir obs. p. 59).

MASSON & Cie
Éditeurs

www.ingramcontent.com/pod-product-compliance
Ingram Content Group UK Ltd.
Pitfield, Milton Keynes, MK11 3LW, UK
UKHW020005100726
13658UKWH00002B/820